海军官兵
健康维护手册

刘旭 纪晖 主编

上海科学普及出版社

图书在版编目（CIP）数据

海军官兵健康维护手册 / 刘旭，纪晖主编 . -- 上海：上海科学普及出版社，2024.5（2025.5 重印）
ISBN 978-7-5427-8619-7

Ⅰ. ①海… Ⅱ. ①刘… ②纪… Ⅲ. ①海军—保健–手册 Ⅳ. ① R821.8-62

中国国家版本馆 CIP 数据核字（2024）第 028211 号

责任编辑　李　蕾

海军官兵健康维护手册

刘　旭　纪　晖　主编

上海科学普及出版社出版发行

（上海中山北路 832 号　邮政编码 200070）

http://www.pspsh.com

各地新华书店经销　上海商务联西印刷有限公司印刷
开本 787×1092　1/16　印张 6.5　字数 150 000
2024 年 5 月第 1 版　2025 年 5 月第 2 次印刷

ISBN 978-7-5427-8619-7　定价：48.00 元

《海军官兵健康维护手册》编委会

主　审： 鞠金涛　张鹭鹭

顾　问： 王志慧　周　扬　王开睿　王　岩　袁　元　吴宝利
　　　　　张　斌　孙金海　储　静　张　彤　童　涛　郭　强

主　编： 刘　旭　纪　晖

副主编： 刘　源　章　浩　蒋　斌

编　者：（按姓氏笔画排序）
　　　　　王　凯　王　琦　王艳威　朱　强　朱勃睿　刘　旭
　　　　　刘　源　刘　豪　刘金辉　刘嘉浩　孙皓博　纪　晖
　　　　　李　卉　李梦璟　杨媛媛　吴　菁　何润娴　张　涛
　　　　　张锦奇　陈　洪　陈泽琪　武佳丽　欧阳晶　郑　重
　　　　　弥　乐　郝　璐　姜海潮　袁　磊　高　红　高　野
　　　　　唐碧菡　曹　凯　章　浩　蒋　斌　谭　婧　戴志鑫

插图绘制： 洪晖宇

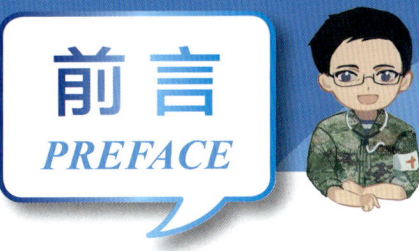

前言 PREFACE

《健康中国行动（2019—2030年）》中提出，每个人都是自身健康的第一责任人，倡导培养良好的卫生习惯和健康的生活方式，提高居民自我防护意识和健康素养。为落实"健康中国"战略、实现强军目标，需要充分引导官兵树立全面健康的新理念，推动卫勤发展模式由疾病治疗为主向预防、治疗、康复并重转变。海军官兵健康维护就是为了达到"保健康就是保战斗力"的总要求。

当前，海军官兵的整体健康水平较好，但仍存在健康观念意识相对薄弱、对健康知识获取的主动性不足、慢病发病率逐年增长等现象。我们编写了这本《海军官兵健康维护手册》，旨在帮助海军官兵提高健康素养，塑造自主自律的健康行为，提升海军官兵的自我健康维护能力。我们塑造小海、小君、军医3个漫画人物贯穿五大部分内容：① 基础健康维护要点；② 急症的识别与急救方法；③ 常见病的认识与防治；④ 常见症状自评流程；⑤ 常用OTC药物及影像使用指南。读者通过与他们的对话，学习掌握健康基础知识理论、常用救护技能操作要点、药物使用指南以及影像学常识。其中，本书最大的特点是绘制了常见症状自评流程图。通过简洁明了的流程自评，使官兵快速地完成自我评估，采取相应护理措施或及时就医，帮助官兵形成自我健康维护意识。

衷心希望这本书可以帮助海军官兵提高身体素质和心理素质，弥补其思想认识上的局限性，使其能够自觉意识到维护自身健康就是维护部队战斗力，从而形成正确的健康观；同时也能提升海军官兵身体素质和健康素养，维护海军部队战斗力。

目录 CONTENTS

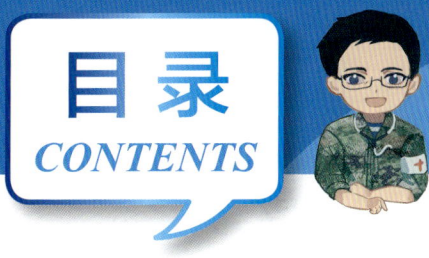

第一章　基础健康维护要点

第一节　基本健康指标 · 3

第二节　个人卫生习惯 · 4

第三节　膳食与营养 · 5

第四节　烟酒与槟榔 · 6

第五节　作息与睡眠 · 7

第六节　训练损伤预防 · 8

第七节　药物合理利用 · 9

第八节　心理与情感 · 10

第九节　感官与口腔 · 11

第十节　两性生殖健康 · 12

第二章　急症的识别与急救方法

第一节　心脏骤停——心肺复苏术 · · · · · · · · · · · · · · · 15

第二节　大出血——快速止血 · · · · · · · · · · · · · · · · · · · 17

第三节　气道异物——海姆立克法 · · · · · · · · · · · · · · · 18

第四节　晕厥昏倒——防舌后坠 · · · · · · · · · · · · · · · · · 19

第五节　骨折与脱位——固定搬运 · · · · · · · · · · · · · · · 20

第六节　皮肤创伤——消毒包扎 · · · · · · · · · · · · · · · · · 22

第七节　烧伤烫伤——降温护创面 · · · · · · · · · · · · · · · 23

第八节　食物中毒——促排阻吸收 · · · · · · · · · · · · · · · 24

第九节　中暑——散热补水 · 25

第十节　淹溺——通气复苏 · 26

目录 CONTENTS

第三章　常见病的认识与防治

- 第一节　上呼吸道感染 29
- 第二节　胃肠功能紊乱 30
- 第三节　腰肌劳损 31
- 第四节　膝关节滑膜炎 32
- 第五节　皮炎、体癣 33
- 第六节　智齿发炎 34
- 第七节　尿路结石 35
- 第八节　精索静脉曲张 36
- 第九节　晕动病 37
- 第十节　焦虑与抑郁 38

第四章　常见症状自评流程

- 第一节　头面部 41
- 第二节　胸腹部 53
- 第三节　肌肉和骨骼 62
- 第四节　皮肤 66
- 第五节　全身症状 72
- 第六节　两性疾病 78

第五章　常用 OTC 药物及影像使用指南

- 第一节　非处方药使用指南 87
- 第二节　影像检查的实用常识 90

第一章
基础健康维护要点

- 呼吸频率：12~20次/分钟
- 体温：36.0℃~37.0℃
- 血压：<130/85
- 空腹血糖(静脉血)：3.89~6.1mmol/L
- 脉搏：60~80次/分钟
- 腰围：<90cm
- 体质指数(BMI)：18.5~24

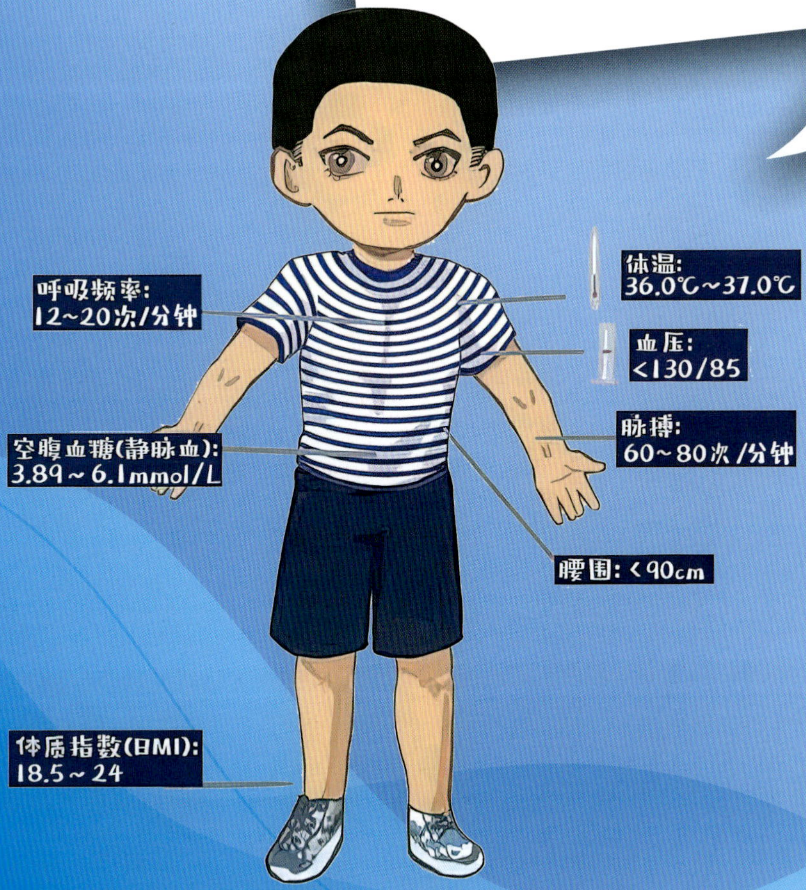

第一节 基本健康指标

一、健康指标评估

健康指标	正常值（≤正常值<）	评估 异常值	评估 状态
体温（腋下）（℃）	36～37	<36 ≥37.3	低体温 发热
体质指数（BMI） =体重（kg）/身高平方（m^2）	18.5～24	<18.5 24～27.9 ≥28	低体重 超重 肥胖
腰围（cm）	男<90 女<85	≥90 ≥85	腹型肥胖
体脂率（%）	男：15～18 女：20～25	≥25% ≥35%	肥胖
肌肉含量（%）	35～45	<30	偏低
血压（收缩压/舒张压）(mmHg)	正常值<130/85 高值<140/90	收缩压≥140 或舒张压≥90	高血压
呼吸频率（平静）（次/分钟）	12～20	≥24 ≤12	呼吸过速 呼吸过缓
脉搏（心率）（次/分钟）	60～80	<60 ≥100	心动过缓 心动过速
血糖（mmol/L） 空腹血糖	3.89～6.1	<2.8 ≥7.0 6.1～6.9	低血糖 糖尿病 空腹血糖受损
血糖（mmol/L） 餐后血糖	≤7.8	≥11.1 7.8～11.1	糖尿病 糖耐量受损
血脂（mmol/L） 总胆固醇	<5.2	≥5.2	高胆固醇血症
血脂（mmol/L） 三酰甘油	<1.70	≥1.70	高酯血症
血尿酸（μmol/L）	男：149～416 女：89～357	男：>416 女：>357	高尿酸血症

二、健康小贴士

- ❖ 经常运动锻炼的青年人脉搏/心率可以低于60次/分钟，这是正常现象。
- ❖ 体脂、肌肉含量可通过智能电子秤测量，根据结果指导锻炼。
- ❖ 每1～2年进行健康体检，监测血糖、血脂、尿酸等，发现异常及时就医。

第二节 个人卫生习惯

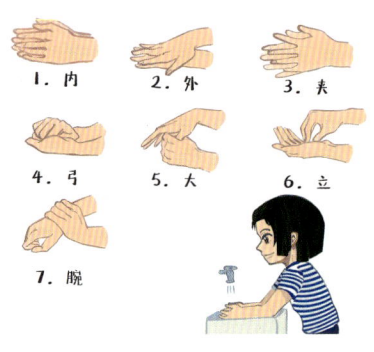

➕ 一、勤洗手

洗手是防止常见疾病传播的首要方法。
❖ 掌握正确的洗手方法（如图）。
❖ 饭前便后、训练劳动后、打喷嚏后洗手。
❖ 每一步揉搓时间均应＞15秒。

➕ 二、勤洗澡

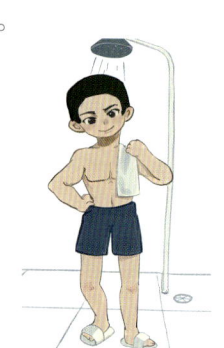

洗澡能清洁皮肤，减少皮肤病，改善睡眠。

❖ 重点清洗部位：生殖器区域、腋窝、脚、大腿间和臀部之间，这些部位易出汗潮湿。
❖ 若无条件洗澡时，可用湿毛巾擦洗。

➕ 三、勤洗脚、护甲

❖ 每天用肥皂和水洗脚，脚趾间要干燥；尽量保持全身皮肤清爽干燥。
❖ 正确修剪脚趾甲，不留太短，不在侧面或角落切开，避免诱发甲沟炎。

➕ 四、勤洗晒、开窗通风

❖ 房间要常开窗通风。
❖ 衣被要在阳光下充分晾晒，防止发霉及细菌滋生，特别是鞋袜和内衣。

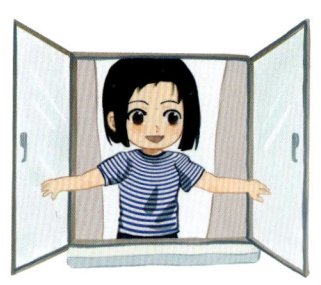 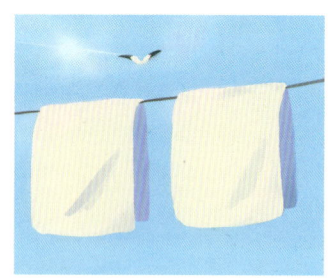

➕ 五、传染病防护小贴士

❖ 病从口入，不吃过期与来源不明的食物。
❖ 共餐时使用公筷，预防幽门螺杆菌、肝炎病毒等细菌感染。
❖ 避免与他人血液、体液接触，预防肝炎、性病等疾病。

第三节 膳食与营养

一、合理膳食

军人每日营养摄入量应以《中国人民解放军军人营养素供给量》等规定为依据，要求营养丰富、能量较高、容易吸收，部队食堂均能满足营养需求。

盐	≤5 g
油	25～30 g
奶及奶制品	300～500 g
大豆及坚果类	25～35 g
动物性食物	120～200 g
	——每周至少2次水产品
	——每天1个鸡蛋
蔬菜类	300～500 g
水果类	200～350 g
谷类	200～300 g
全谷物和杂豆	50～150 g
水	1500～1700 mL

中国居民平衡膳食宝塔（2022）

每天活动6000步

二、饮食原则

- 按时吃饭，不挑食、不偏食。
- 荤素搭配，多吃水果和蔬菜。
- 进食速度适当。
- 剧烈运动后30分钟内不适宜进餐。
- 大量运动后，及时补充水分和电解质。
- 饭后1小时再进行运动。

三、饮食卫生

- 蔬菜瓜果洗净，食品要烧熟煮透再吃，剩饭剩菜尽量不吃。
- 生熟食品分开加工，不吃变质、过期食品。
- 每天至少摄入8杯水（女性1.5 L，男性1.7 L），根据训练情况应适度增加饮水，少喝饮料。
- 规律饮食，摄入量节制有度，不暴饮暴食。

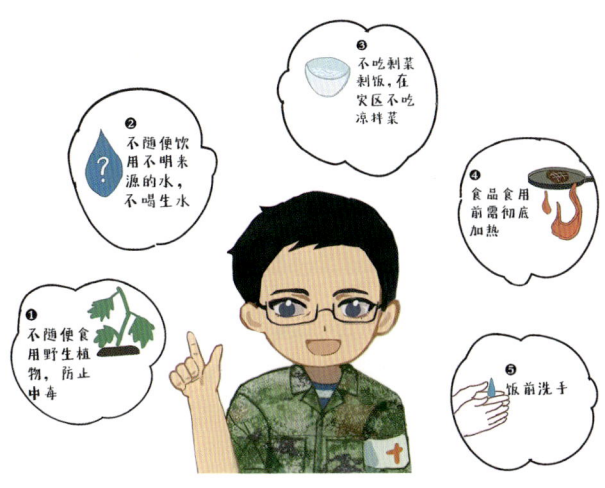

第四节　烟酒与槟榔

一、戒烟

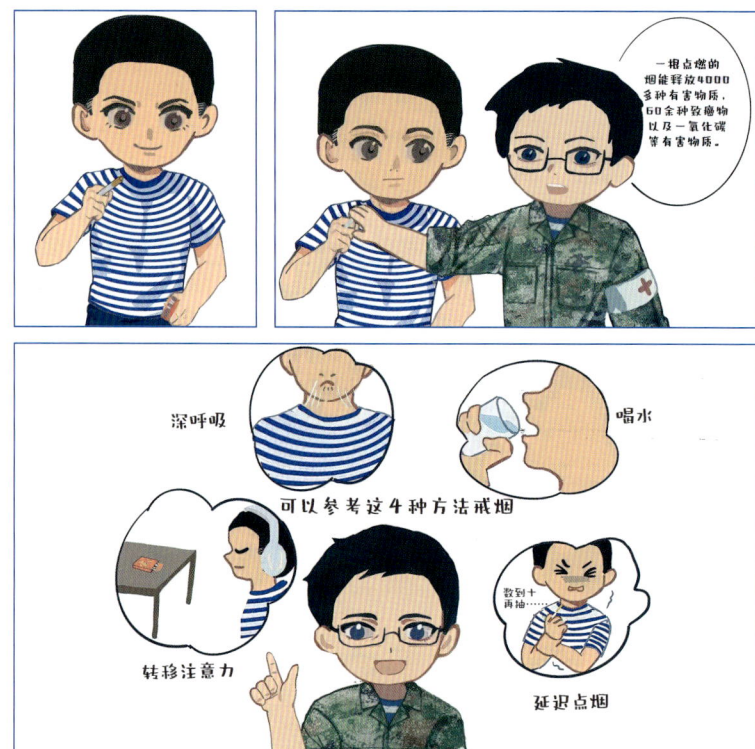

二、限酒

❖ 经常过量饮酒会导致营养缺乏、胃溃疡、乙醇（酒精）中毒、酒精性脂肪肝等，增加交通及暴力事故的风险，应严格遵守禁酒令。

❖ 严禁酗酒，尽可能饮用低度酒，成年男性一天饮用的酒精量≤25 g，成年女性≤15 g。孕妇和青少年不应饮酒。

三、远离槟榔

❖ 槟榔让人产生依赖感，危害口腔健康，常吃槟榔容易导致肠胃不适，影响生育能力，还可能诱发口腔癌。

❖ 远离槟榔，尽量不食用。已经成瘾的可以尝试替代食物，比如想吃槟榔时食用薄荷糖、咖啡、瓜子等味道相近的食物。

第五节 作息与睡眠

一、合理作息

❖ 任何活动都有内在节律性,要注意劳逸结合、起居有常,包括工作、学习与娱乐。

❖ 做适合自己的时间规划,每天早上规划好一天的安排,晚上复盘当天的完成情况。

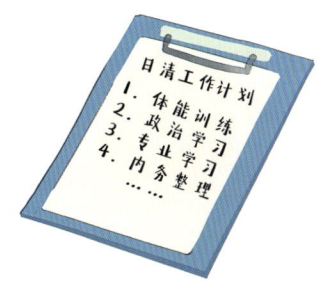

二、科学睡眠

❖ 一般成人每天要保证 7~8 小时睡眠,包括晚间睡眠和午休的时间总和。
❖ 遵守部队作息时间,养成良好的生活习惯,晚上最好 11 点之前进入睡眠。
❖ 睡前保持情绪稳定,不思考过多问题。
❖ 睡前关灯,不蒙头睡觉,保持正确、舒适的睡姿。
❖ 在非军事任务情况下,尽量脱去外衣或换上宽松的睡衣。

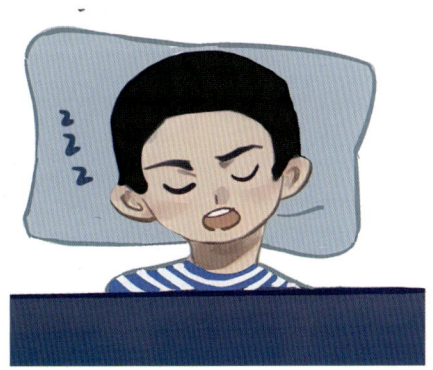

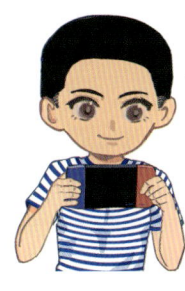

三、常见不良习惯

❖ 经常熬夜。
❖ 午睡或卧床时间过多,午睡一般不超过 1 小时。
❖ 睡前从事兴奋活动,如唱歌、打游戏、喝咖啡等。
❖ 娱乐过度,如打游戏时间过长,赖着不想运动。

第六节 训练损伤预防

一、预防原则

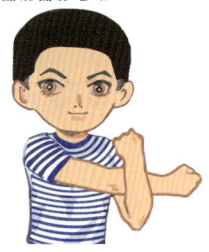
1. 训练前热身活动

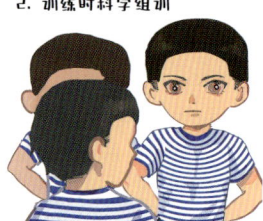
2. 训练时科学组训

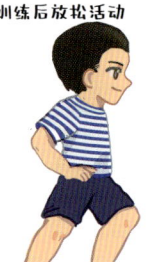
3. 训练后放松活动

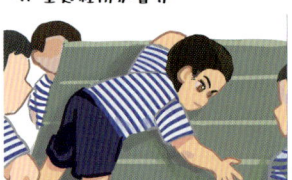
4. 全过程防护督导

二、自我监测

❖ 主观感受：包括个人感受、训练心态、食欲和身体反应等。状态不佳时要及时调整。

主观感受	状态正常	状态不佳
个人感受	精力充沛、全身充满力量	精神萎靡不振、软懒无力，或倦怠、容易激动
训练心态	积极，训练时心情愉快	消极，对训练不感兴趣、厌烦
食欲	正常	食欲持续性低下
身体反应	无不良反应	训练时出现头痛、头晕、恶心、气喘或腹痛等症状

❖ 客观指标：包括清晨脉搏、体重、训练科目成绩等。若清晨脉搏／心率高于正常值，建议降低训练强度或减少运动量；若频率下降，是心脏功能提高的表现。参加训练后，体重会先降（失去多余水分和脂肪）后升（肌肉量增加）。

三、注意事项

! 了解自身情况，加强自身适应能力，提高体能水平。
! 制订科学系统的训练计划，避免过度训练、过度劳累。
! 加强自我保护意识、应急能力和身体柔韧性的素质训练。

第七节　药物合理利用

一、成瘾与滥用

药物滥用是指与医疗需要无关情况下，反复大量地使用具有依赖特性药物。药物上瘾会损害健康，影响人的意识和行为，导致中毒乃至死亡。

二、远离吸毒

毒品包括鸦片、海洛因、冰毒、吗啡、大麻等。吸毒容易成瘾，严重损害健康，危害自己、家庭及社会，应当严格要求自己，绝对不能尝试毒品。

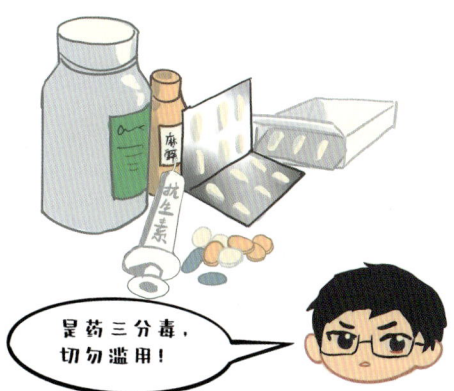

三、看懂说明书

❖ 药物分处方药与非处方药，非处方药标签印有红色或绿色"OTC"（Over The Counter 的缩写）字样，可以按说明书使用；处方药须在医生指导下使用。

❖ 注意查看药品的适应证、禁忌证、用法、用量、不良反应和注意事项，同时要注意成分、规格、生产企业、批准文号、生产日期与有效期。

❖ 谨遵医嘱，与说明书的用药剂量、方式不相符时要请教医生。

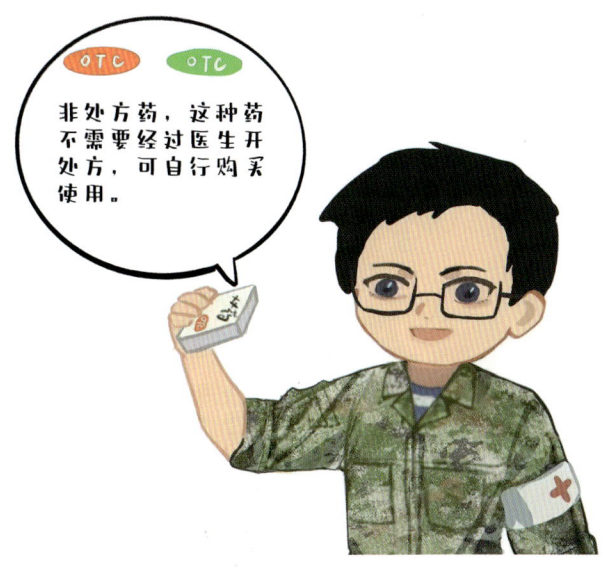

第八节 心理与情感

一、心理平衡

❖ 心理平衡是指一种良好的心理状态，即能够恰当地评价自己，应对日常生活中的压力，有效率地工作和学习，对家庭和社会有所贡献的良好状态。

❖ 乐观、开朗、豁达的生活态度，将目标定在自己能力所及的范围内，建立良好的人际关系，积极参加活动等均有助于保持心理平衡。

二、调适方法

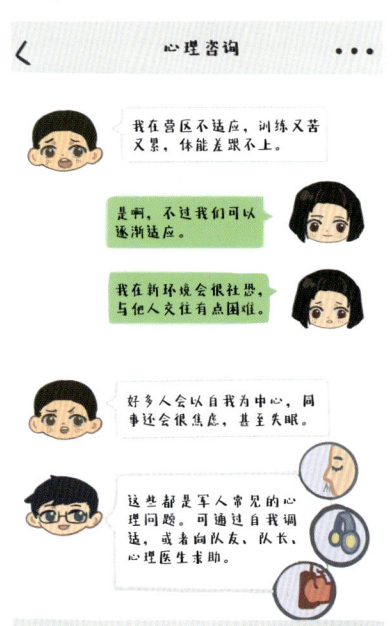

❖ 人际关系三件宝：微笑、赞美、聆听。

❖ 交往法则：想别人怎样对你，你就怎么对人；明白别人的需要，适当给予所需。

❖ 目标确立：有清晰且可行目标的人才能成就事业。

❖ 经济适应：合理生活消费，学会记账和编制预算。

❖ 运动减压：运动可释放压力，减轻抑郁等不良情绪。

❖ 学会自助：也许无法改变环境，但可以转变心境；也许无法避免挫折，但可以选择微笑面对；也许无法扭转命运，但可以活得更快乐些。

❖ 学会求助：家人、同学、朋友、战友、师长、领导都是倾诉求助的对象，必要时要积极求助心理医师、心理咨询师等专业人士。

❖ 军营要完善心理服务工作体系，积极开展心理咨询。

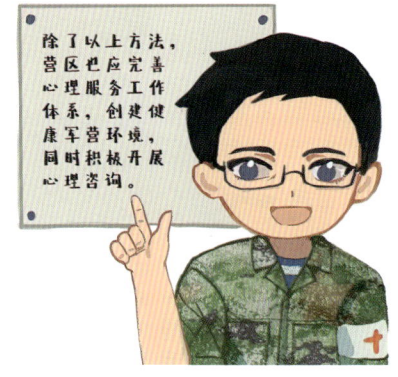

第九节 感官与口腔

一、视觉

- 注意眼部卫生、纠正不良用眼习惯,阅读姿势要端正,保持适宜距离。
- 坚持做眼保健操,保证充足睡眠时间;在特殊环境下,佩戴护目镜。

二、听觉

- "习惯噪声"并不能阻止噪声的损害,所造成的听力损失不能纠正,只能预防。
- 海军官兵接触到的噪声大多来自发动机室,属于声强较高的低频稳态噪声,可选择佩戴个人听力保护装置,常见的有耳塞、耳罩和头盔。

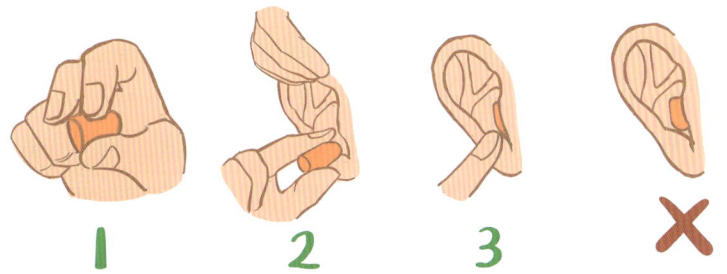

耳塞正确佩戴标志(如步骤1~3):手指只能触碰到耳塞末端。

三、皮肤保护

- 保湿:洗手、洗脚、洗澡后涂抹油脂或护肤霜,防止皮肤干燥起皮。
- 防晒:戴太阳镜保护眼睛,涂防晒霜保护暴露的皮肤,尽量在阴影处作业,避免阳光直射皮肤,戴宽边帽子保护头面部和颈部皮肤。

四、口腔健康

- 掌握正确刷牙方法,做到餐后漱口,一人一刷一口杯。
- 提倡使用牙线,在饭后辅助清洁牙齿间隙。
- 正确选择牙膏(提倡使用含氟牙膏预防龋齿),必要时使用漱口水。
- 尽量少吃甜食,少喝碳酸饮料,吸烟尤其危害口腔健康。

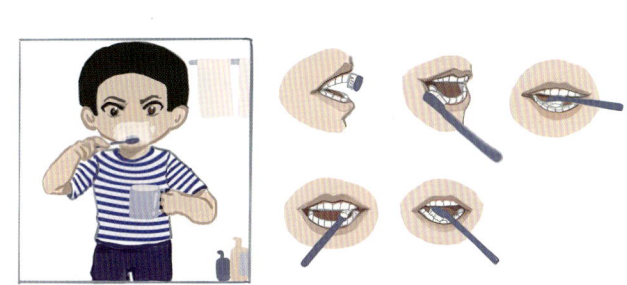

第十节　两性生殖健康

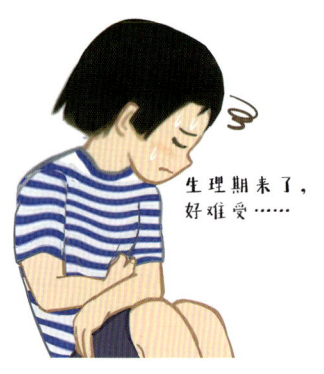

一、两性健康常识

❖ 阴茎勃起、遗精是男性正常生理现象，遗精通常每2周1次，间隔略长或略短。男性应经常清洗阴茎和阴囊，选择穿着宽松的棉质内裤，并定期更换。

❖ 女性月经周期一般为28~30天，提前或推迟7天均属正常，每次持续2~7天。经期不剧烈活动，避免劳累，不吃生冷食物，注意经期用品卫生，常用温水清洗外阴。

二、性行为与性传播疾病

❖ 对性行为负责、重视性传播疾病是事业稳定发展的基石。

❖ 使用避孕套可避免不洁性行为，是避免艾滋病、梅毒、淋病、尖锐湿疣、生殖器疱疹等疾病传播的有效措施，使用公厕时尽量不用坐便器。

❖ 意外怀孕会影响执行任务，有计划的怀孕可以避免任务和训练周期等特殊时刻。

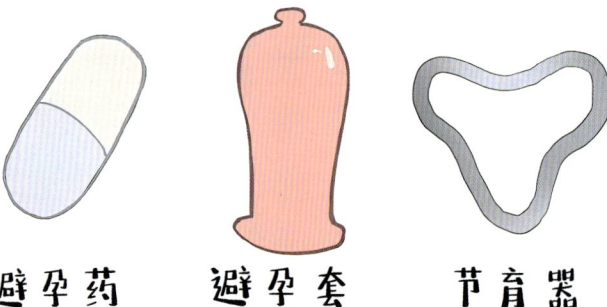

避孕药　　避孕套　　节育器

三、妊娠与不孕不育

❖ 优生优育需做到：婚检；把握最佳生育年龄（女性24~30岁，男性25~35岁）；做好身心准备；戒烟戒酒；定期孕检；尽量避免有害因素。

❖ 不孕不育：是指夫妻在规律性生活1年且未避孕的情况下仍未怀孕。若出现此情况，应到医院检查男女双方的健康状况，可根据情况及时选择辅助生殖技术。

第二章 02

急症的识别与急救方法

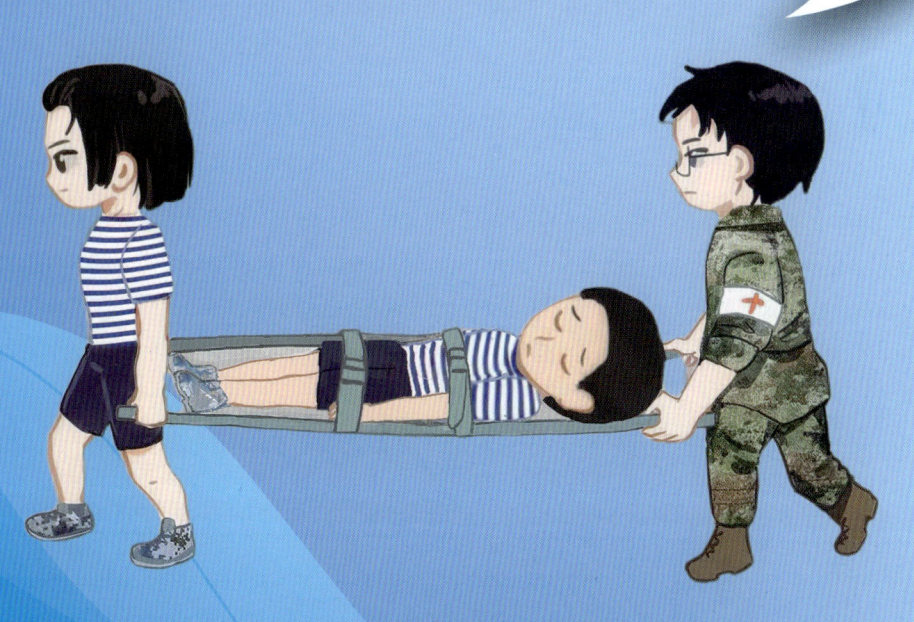

第一节　心脏骤停——心肺复苏术

一、现场急救与判断（呼救、判断）

确认环境安全，做好自我防护。

二、心脏骤停的判断

1. 伤者昏倒后静静地躺在地上一动不动。
2. 施救者边拍打伤者的肩膀，边大声呼喊，尽力唤醒伤者意识，但伤者没有任何反应。
3. 施救者把耳朵凑近伤者的鼻孔附近，听不到呼吸声音；看不到伤者胸廓起伏。
4. 施救者触摸伤者的颈动脉，感受不到动脉搏动。

后2项判断时长应<10秒。伤者符合上述4项描述，即可判断其处于心跳骤停状态。

> 呼救：施救者应先拨打"120"急救电话（或拨打卫生队电话），详细告知所处的具体地点及伤者情况，请专业人员携带除颤仪前往现场，同时准备开始心肺复苏。

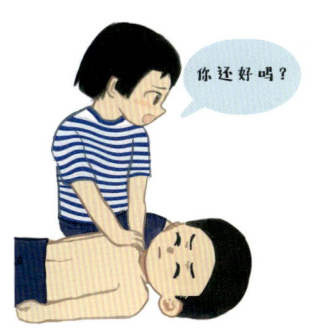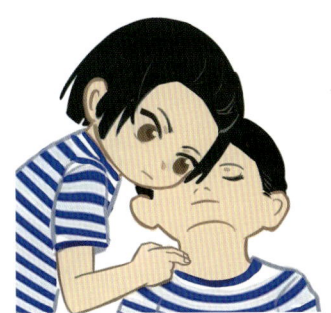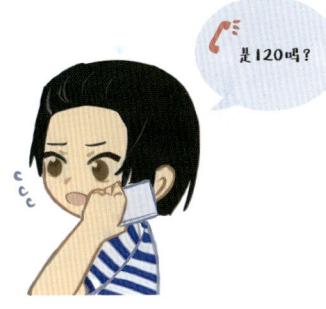

三、心肺复苏要点（CAB）

> 胸外按压—开放气道—人工呼吸（5个循环）—判断体征

1. 胸外按压：
（1）把伤者移到平坦结实的地面或硬板上，让伤者身体平躺，面部朝上。
（2）施救者跪在伤者身侧，双手同向叠加手指交叉，下方手掌根部置于伤者两乳头连线中点与胸骨相交处（注意手指不触碰胸壁），身体前倾利用身体重量垂直向下按压（注意：肘关节不得弯曲，避免冲击式按压；按压过程中施救者掌根部不离开伤者胸部）。
（3）按压深度至少为5~6 cm；按压频率为每分钟100~120次。

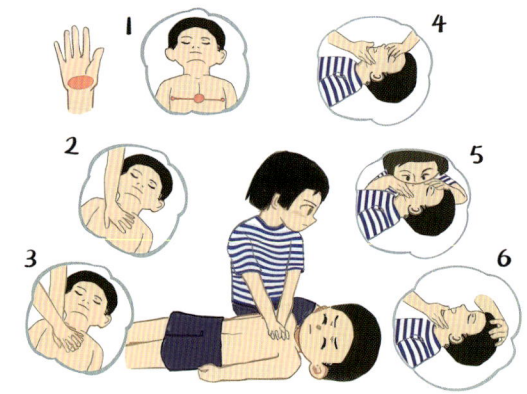

2. 开放气道：迅速检查并清理口腔分泌物、呕吐物等。

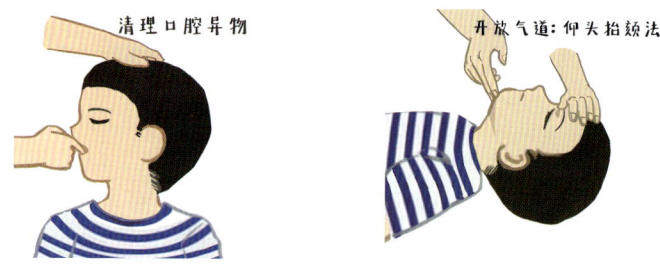

施救者一手置于伤者前额，手掌用力向后压，使伤者头部后仰，另一手抬起伤者下颌（注意：动作轻柔，保持伤者颈部稳定）。

3. 人工呼吸：施救者捏紧伤者鼻孔，常规吸气后紧贴患者口唇，完全包住患者口部，向伤者嘴里吹气，维持1~2秒（吹气量800~1 000 mL），使伤者胸廓隆起。吹气完毕，施救者松开伤者鼻孔。

施救者以胸外按压和人工呼吸30:2的比率进行5个循环（2分钟），再重新检查伤者生命体征。

四、心肺复苏成功的表现

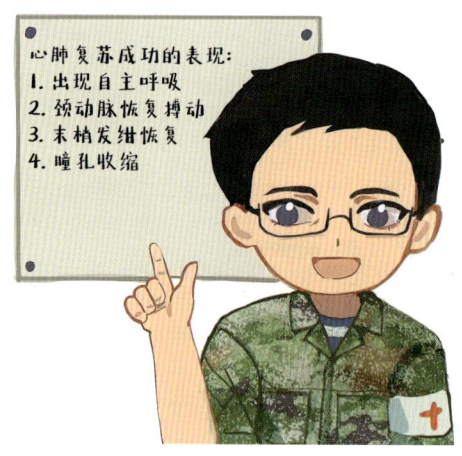

第二节 大出血——快速止血

一、现场急救与判断

受伤导致出血不止,颜色鲜红呈搏动性喷出,多为动脉出血,可引起休克、死亡。

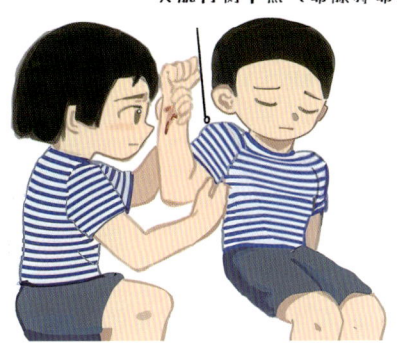

指压止血:举起上臂按压肱二头肌内侧中点(动脉搏动处)。

二、快速止血方法

1. 指压止血法:用手压住出血的血管上方(近心端),适合头面颈、四肢动脉出血。
2. 止血带止血:用止血带或衣物、布巾捆扎近心端,适用四肢大动脉出血。
3. 此外,用敷料与绷带对创面进行加压包扎加强止血效果。

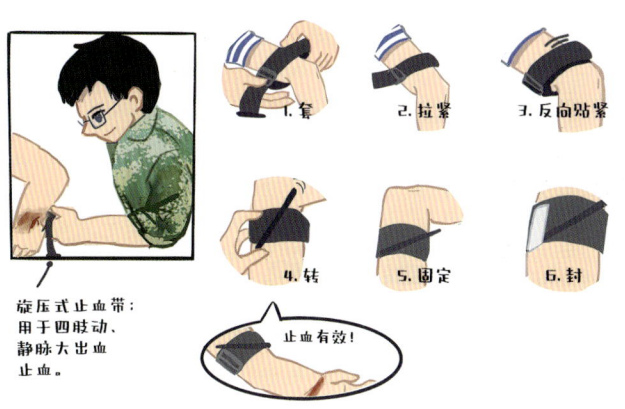

旋压式止血带:用于四肢动、静脉大出血止血。

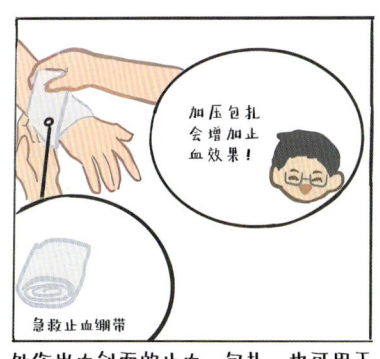

急救止血绷带

外伤出血创面的止血、包扎,也可用于骨折辅助固定

三、止血贴士

1. 对于腹部创伤等伤口较深的部位,可用清洁布类、棉垫、纱布等堵住伤口止血。
2. 伤口先覆盖无菌敷料,再放置厚纱布、棉垫,最后用绷带、三角巾等加压包扎。

第三节 气道异物——海姆立克法

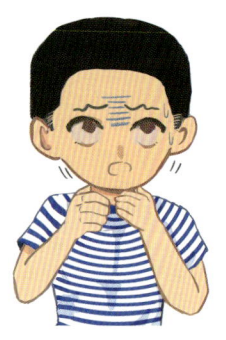

🏥 一、现场急救与判断

在进食时，突然出现剧烈呛咳、呼吸困难，甚至不能讲话、咳嗽，并有窘迫窒息症状，面色潮红，后转变为青紫色或苍白无色，烦躁不安等症状。

🏥 二、海姆立克急救

❖ 抱腹冲击：伤病员背靠急救者站立并前俯上半身，施救者站在其背后双臂环绕其腰。脐上两横指处（剪刀）定位，用一手握拳（石头）使拇指倒顶住，另一手包住（布）固定拳头，迅速向内、向上冲击，反复操作直至异物排出。速记口诀"剪刀—石头—布"。

海姆立克急救法示意图

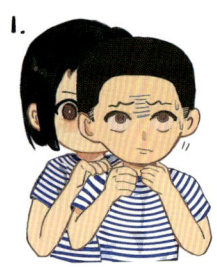

❖ 压椅背自救：握紧拳头，将拳头靠在椅背或桌边，以肚脐上方用力撞向拳头，直至将异物吐出。用力方向：向内、向上。

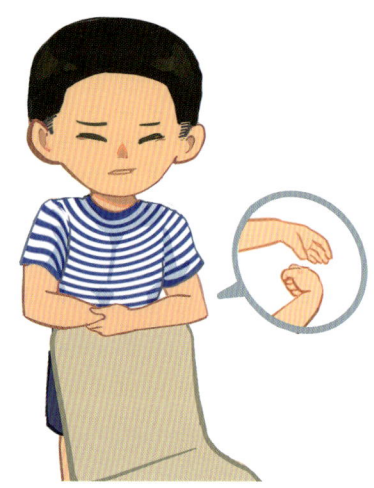

第四节　晕厥昏倒——防舌后坠

一、现场急救与判断

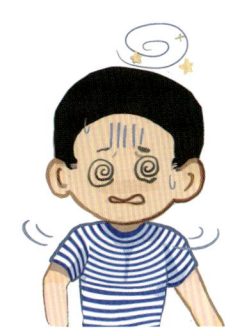

晕厥是指突然的意识丧失并晕倒。

1. 晕厥的前兆：头晕、眼前发黑、心慌、胸闷、恶心、出冷汗、全身无力、饥饿感等（常与环境、情绪相关）。
2. 晕倒后表现：面色苍白、四肢发凉、血压下降、脉搏细弱，而非心跳骤停。

二、防舌后坠，避免窒息

1. 将患者摆至稳定侧卧位，检查口腔，如有分泌物，则迅速清除口腔分泌物，避免呼吸道梗阻或者误吸。检查舌体，如有后坠，则摆正舌体位置。
2. 如患者无法维持侧卧位，则保持患者仰卧位，同时用仰头抬颌法，防治舌根靠近上腭。仰头抬颌法：一手下压前额、使头后仰，另一手手指放在下颌骨处，向上抬颌。

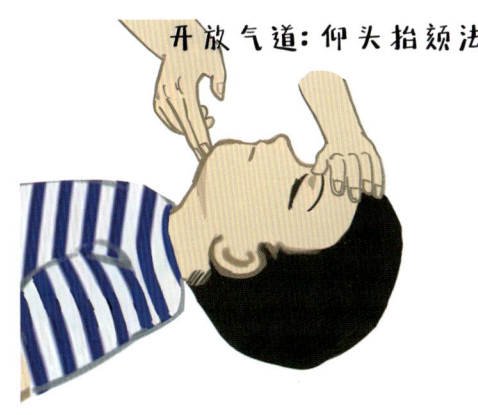

三、常见低血糖昏倒救治

1. 心慌出冷汗、四肢冰冷、头晕是低血糖的表现，常见于空腹及糖尿病患者。
2. 协助患者坐下或者躺下休息，若未完全丧失意识，可给予含糖饮品、食物。
3. 若完全丧失意识，最好方法是静脉注射葡萄糖，防舌后坠，并及时送医院救治。

第五节 骨折与脱位——固定搬运

一、现场急救与判断

伤者通常表情痛苦，受伤部位有剧烈疼痛、肿胀、畸形或伴有关节脱位等症状，影响正常的肢体活动。

二、先固定再搬

1. 固定：使用夹板、石膏绷带、三角巾、颈托、腰托等，根据部位选择不同方法。

（1）8字固定法：适用于锁骨、骨盆骨折。

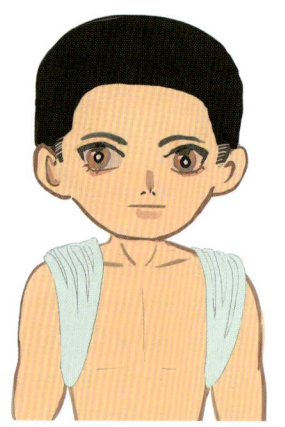
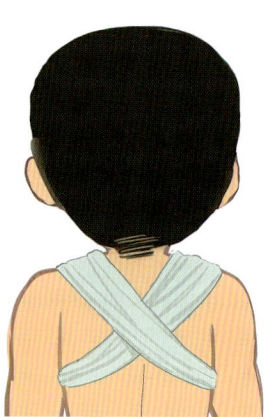

（2）夹板固定：适用于四肢长骨骨折。

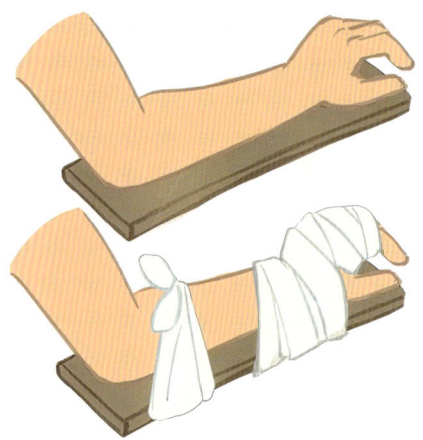

（3）三角巾固定：肋骨骨折。

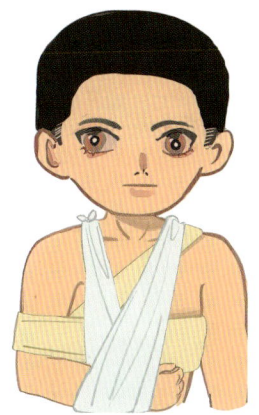

（4）颈托固定：颈椎骨折。

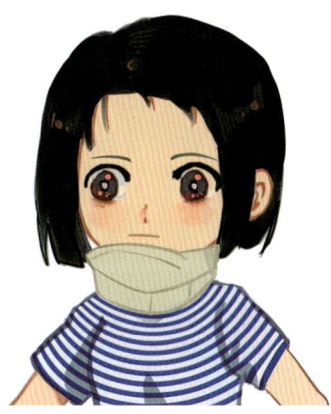

2. 搬运：扶行（伤势不重的上肢骨折可步行）；肩扛（可站立但不能行走）；平抬（脊柱骨折）。

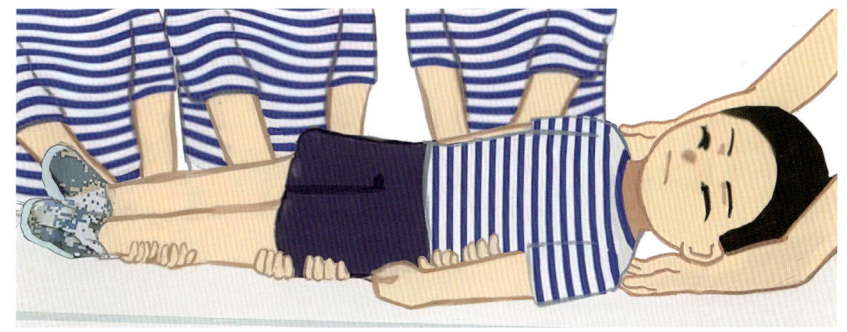

三、注意事项

! 开放性骨折应先止血，再包扎固定；先固定近心端，尽量露出肢体末端以便观察。
! 夹板固定时应先用棉垫、衣物等柔软物垫好，夹板长度应超过骨折两端关节。
! 不要随意移动脊柱、骨盆骨折患者，搬运过程中发生紧急情况应立即急救处理。

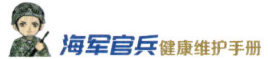

第六节　皮肤创伤——消毒包扎

一、现场急救与判断

皮肤开放性的损伤常有组织液和血液流出，包括组织擦伤、割伤、刺伤和撕裂伤等。

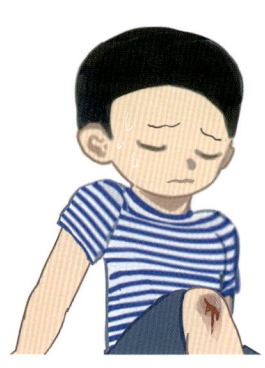

二、清洁与消毒

1. 首先用清水或生理盐水冲洗创口 2～3 遍。若有煤渣、细沙、泥土等异物，可用毛刷与无菌敷料辅助清洁，尽量使创口无杂质、异物留存。
2. 洗净后，在皮肤创口周围用 75% 乙醇或双氧水或碘伏消毒 2～3 遍（可用棉签或无菌纱布），再用凡士林（润滑作用）纱条或无菌敷料覆盖伤口。
3. 伤口较深或污染严重时，需注射破伤风抗毒素或免疫球蛋白，辅以抗生素治疗。

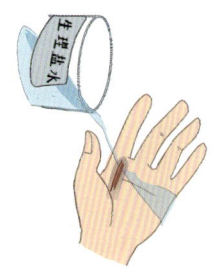 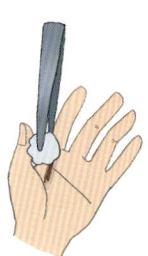 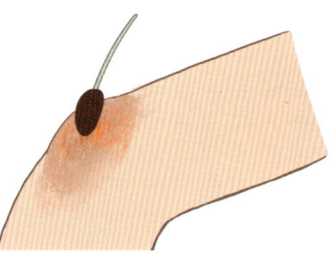 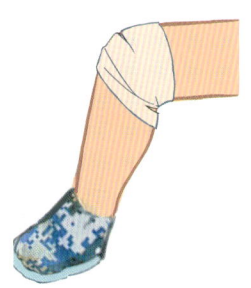

三、注意事项

! 创口较浅、面积小的擦伤一般无需包扎，敷以无菌纱布或创可贴即可。
! 对于关节活动部位的创伤，经消毒处理后，需用无菌纱布覆盖、绷带包扎。
! 对于出血较多、较急的创伤，应先行止血，再消毒包扎，且需适当加压包扎。
! 包扎松紧适度，不影响血液循环，要露出肢体末端，可观察血液循环状态。

第七节 烧伤烫伤——降温护创面

一、现场急救与判断：创面烧烫伤分度

烧烫伤主要是由高温物质（汤、油、蒸汽、火焰等）造成的皮肤组织损害，按严重程度可分为Ⅰ、Ⅱ、Ⅲ度，分度越高、面积越大，则损伤越严重。

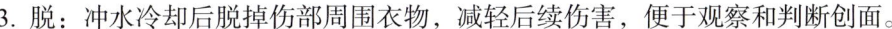

Ⅰ度烧伤：疼痛明显，皮肤发红，有渗出或水肿。

Ⅲ度烧伤：创面干燥，无水疱、皮肤坏死，无疼痛。

Ⅱ度烧伤：水疱形成，疼痛，局部湿润。

二、急救方法（离—冲—脱—泡—盖—送）

1. 离：离开热源或危险环境，置于安全通风处。
2. 冲：用大量流动冷水冲洗15分钟以上，降温直至无明显疼痛，但不宜冰敷，防止冻伤。
3. 脱：冲水冷却后脱掉伤部周围衣物，减轻后续伤害，便于观察和判断创面。
4. 泡：对于疼痛明显者可再浸泡在冷水中15分钟以上，以不感到疼痛为止。
5. 盖：用干净或无菌的纱布把烫伤处盖住，简易包扎，防止细菌感染。
6. 送：严重Ⅱ度或Ⅲ度烧伤在紧急处理后要及时送往医院寻求专业治疗。

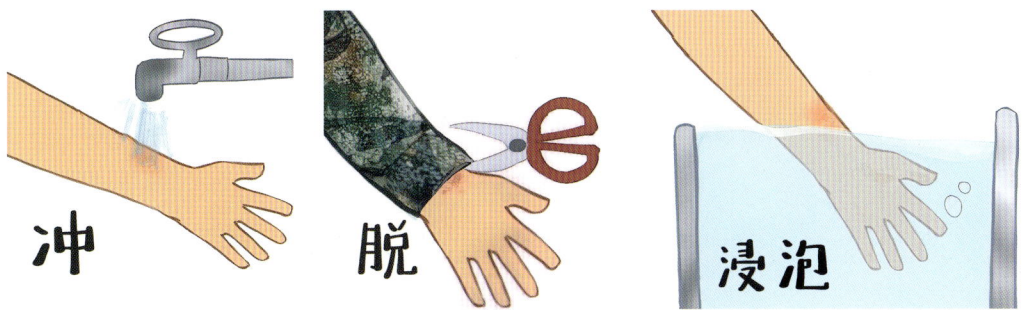

冲　　脱　　浸泡

三、注意事项

! 切勿在创面涂抹牙膏、面粉、草木灰等，不但对治疗没有效果，反而会造成感染，贻误诊治。

! 不要私自将水泡挑破，以免造成感染。

! 严重烧伤者可出现呼吸困难甚至窒息，对呼吸停止者需及时开放气道，必要时进行心肺复苏。

第八节 食物中毒——促排阻吸收

一、现场急救与判断

因所进食物污染数分钟至 1 小时后出现恶心、呕吐、腹痛、腹泻等症状，严重可出现脱水、休克。食物中毒包括细菌性、化学性、动植物性、真菌性中毒。

食物中毒症状

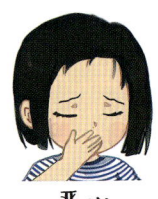 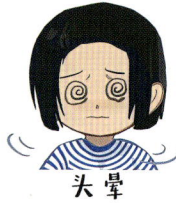 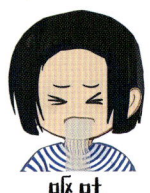 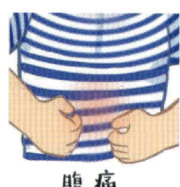 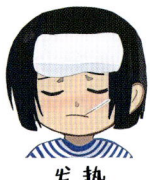 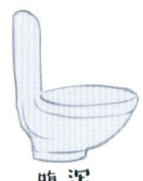

恶心　　头晕　　呕吐　　腹痛　　发热　　腹泻

二、促排泄、阻吸收

1. 催吐：中毒初期，食物刚进入胃部引起症状，此时可用手指或勺子伸向喉咙处，刺激咽后壁或舌根，尽量将中毒食物吐出来。
2. 稀释：可以多喝白开水、盐水、苏打水等液体补充因腹泻丢失的水分。
3. 导泻：中毒中后期，食物经胃消化后进入肠道，毒素已被肠道吸收较多，若腹泻不明显时可予以导泄治疗，常用的有硫酸镁、乳果糖、番泻叶等。
4. 调节胃肠道菌群：一些生物毒素可引起急性胃肠道菌群失调，可进行调节胃肠道菌群治疗，如黄连素等。

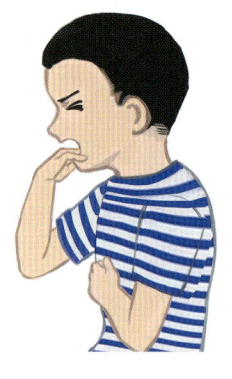 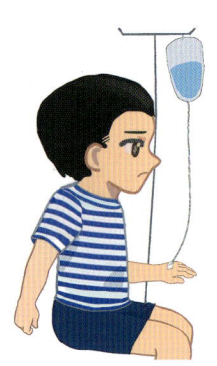

三、注意事项

! 如病情严重，出现昏迷、休克等症状，及时就医。
! 控制食物中毒关键在于预防，做好饮食卫生，严控"病从口入"。

第九节 中暑——散热补水

一、现场急救与判断

1. 中暑是由于高温或热环境的长时间作用引起，出现头晕、胸闷恶心、无力等（先兆），继而体温上升、心率快、大汗等（轻度），再出现嗜睡、昏倒、休克（重度）。
2. 重度中暑分为热痉挛、热衰竭和热射病，可先后或同时发生，其中热射病最严重。

二、移—盐—冷—擦—送

1. 移：迅速将中暑者转移至阴凉通风处，平躺休息，解开衣裤，增加散热。
2. 盐：补充淡盐水或凉水（口服或输液），可服用十滴水或藿香正气水。
3. 冷：用冷水毛巾或冰袋置于头部、腋窝、大腿内侧等，可浸在水中或使用风扇降温。
4. 擦：用蘸水毛巾擦身体四肢至皮肤发红，也可用30%~50%酒精擦浴降温。
5. 送：重症患者均需送至医院救治，如虚脱昏倒者苏醒后仍需抬送医院。

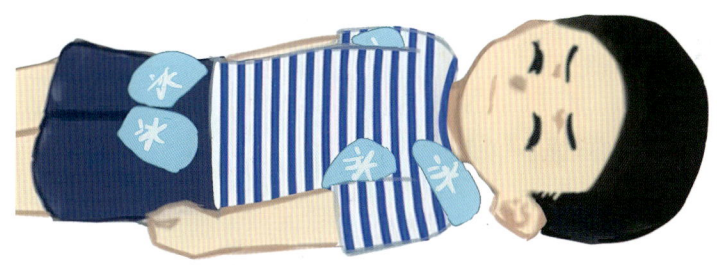

三、预防及注意事项

! 训练与适应：适当的耐热训练和渐进的运动量可提高热耐受，避免高温下久作业。
! 补充水分、电解质：运动前后应有计划地补充水分，食用香蕉、番茄等果蔬。
! 切忌给昏迷者灌喂液体，切忌大量饮用清水，体温降至38℃时可停止降温。

第十节 淹溺——通气复苏

一、现场急救与判断

人体淹没于水中导致水进入气道，早期可出现口唇青紫、窒息缺氧症状（轻症），后期可出现四肢冰冷、昏迷不醒，甚至心跳骤停（重症）。溺水者4～6分钟即可死亡。

二、急救方法及步骤

1. 落水者切勿惊慌挣扎，应仰卧使头向后，口鼻露出水面，施救者应高声呼喊求救。
2. 优先岸上施救：借助救生圈、竹竿、绳子等工具。
3. 水中施救：会游泳者在背后一手环绕溺水者腋下，另一手划水拖拽到岸边。
4. 上岸处理：将其平放在地面上，头偏向一侧→撬开口腔，清除口鼻异物，保持呼吸畅通→去除衣物，注意保暖→对昏迷者进行人工呼吸→胸外按压。

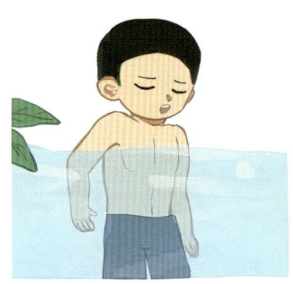

1. 放松身体

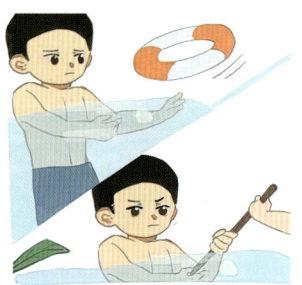

2. 借助救生圈、竹竿救援

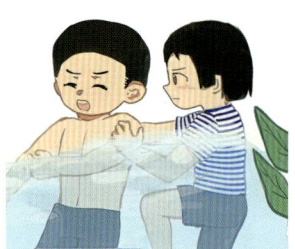

3. 水中施救

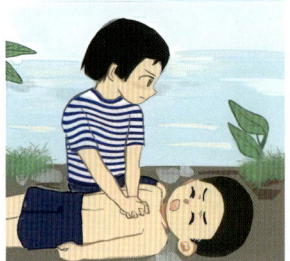

4. 岸上急救

三、注意事项

! 切勿盲目下水，且切莫贸然下水施救，经过专门训练的救生员营救成功率才比较高。
! 在靠近溺水者后首先尽量安抚，以免被溺水者抱紧不放，影响救援。
! 溺水者呼吸、心跳恢复正常后，应尽快送往医院诊治。
! 对于淹溺者，有效的通气纠正低氧血症至关重要，要先给予人工呼吸再进行胸外按压，这与常规的心肺复苏术步骤有区别。

第三章 03
常见病的认识与防治

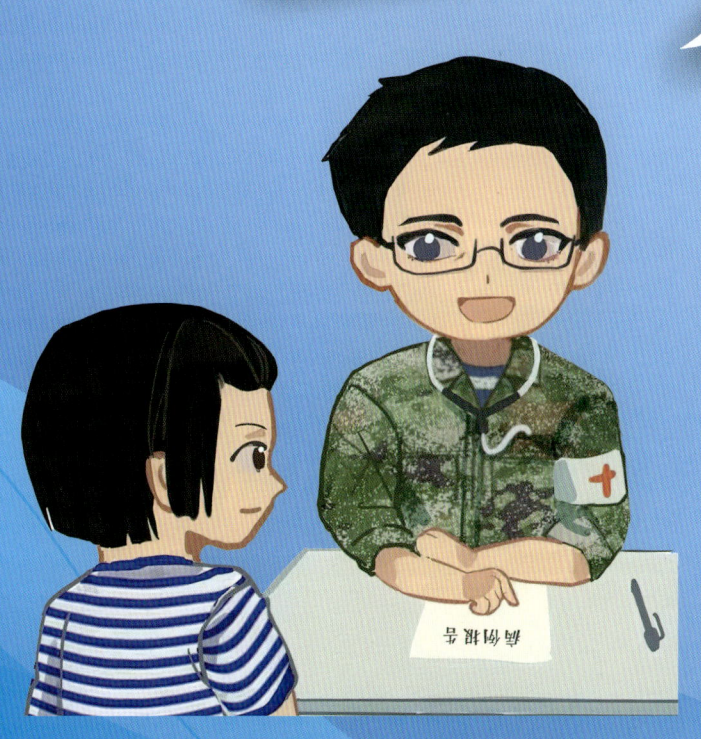

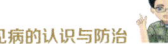

第一节 上呼吸道感染

一、疾病特点及致病原因

1. 特点：上呼吸道感染俗称普通感冒，简称上感。多呈自限性，成人每年发生 2~4 次，冬春季较多。主要表现为打喷嚏、鼻塞、流鼻涕、咳嗽、咽干、头痛、乏力、畏寒、低热等症状。

2. 主要致病原因：当受凉、淋雨、气候突变（受寒或热刺激）、过度疲劳、免疫功能低下时易发生；其中 70% 都由病毒引起，可继发细菌感染。

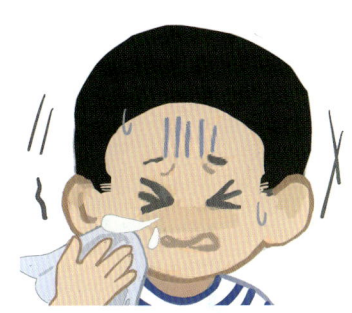

二、危害及相关疾病

1. 上感可并发鼻窦炎、中耳炎、眼结膜炎、颈淋巴结炎及咽壁脓肿等疾病。
2. 治疗不及时感染易向下发展，引起支气管炎及肺炎，导致呼吸困难、发热等症状。

三、治疗方法

🔑 对症：休息，多喝热水，根据症状选用解热镇痛、止咳、抗过敏、通鼻等药物。

🔑 对因：抗病毒治疗（含中成药，如小柴胡、板蓝根等），必要时用抗生素治疗。

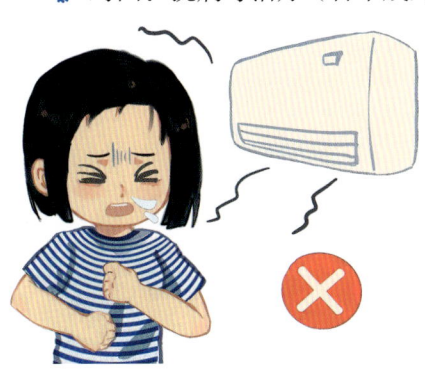

四、预防方法

💡 避免受凉、淋雨、过度疲劳。

💡 避免与感冒患者接触，感冒流行时勤洗手、戴口罩。

💡 加强体育锻炼，提高机体免疫力与耐寒能力。

第二节 胃肠功能紊乱

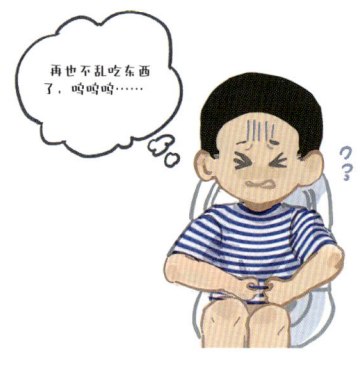

一、疾病特点及致病原因

1. 特点：胃肠功能性疾病，多见于青年，主要是功能性消化不良和肠易激综合征。症状有反酸、恶心、腹痛、腹胀、腹泻、便秘、大便不成形等，可交替发生，常反复发作，可自行缓解。胃肠镜检查无明显病变。
2. 主要致病原因：饮食——三餐不规律、进食刺激性或不洁净食物；环境——高温、高湿等环境（如海岛）；心理——焦虑、紧张、抑郁等情绪；疾病——如溃疡、胃肠炎等。

二、危害及相关疾病

1. 长期胃肠功能紊乱影响食物营养吸收，免疫力降低，影响工作与生活。
2. 更容易发生急慢性胃肠炎、胃与十二指肠溃疡，需积极就医。

三、治疗方法

🔑 对症：根据相应症状使用止痛、止泻、促消化、益生菌等药物调节胃肠功能。
🔑 对因：放松心情，改善睡眠与饮食习惯，改善居住环境，抗炎抗感染等。

四、预防方法

💡 重视心理健康，注意饮食卫生与习惯。
💡 少吃刺激性食物，少饮酒和吸烟。
💡 加强腹部运动，规律的日常生活作息。

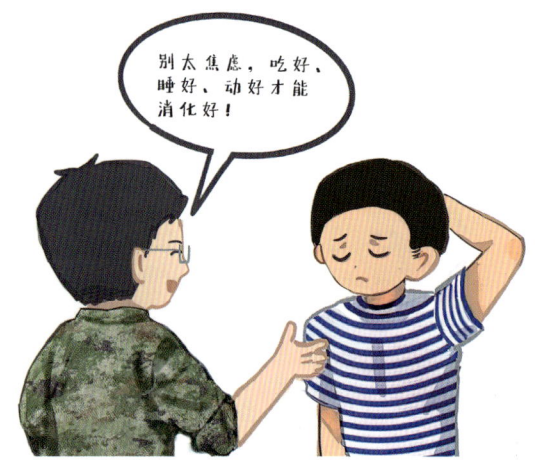

第三节　腰肌劳损

一、疾病特点及致病原因

1. 特点：腰肌劳损又称为功能性腰痛，主要表现为腰部酸痛或胀痛反复发作，可随气候或劳累程度变化，通过休息会减轻，但日积月累会遗留长期慢性腰背痛。

2. 主要致病原因：腰部肌肉疲劳过度，如长期弯腰工作或持重物、习惯性姿势不良、久站久坐、腰扭伤；肥胖、低温与高湿环境容易诱发或加重腰肌劳损。

二、危害及相关疾病

主要与腰椎间盘突出鉴别，腰椎间盘突出除腰痛外，可放射致腿、脚疼痛与麻木，腰痛位置常在脊柱旁。腰椎CT检查可明确诊断。药物治疗效果不好时可选择微创手术治疗，但单纯腰肌劳损无需手术。

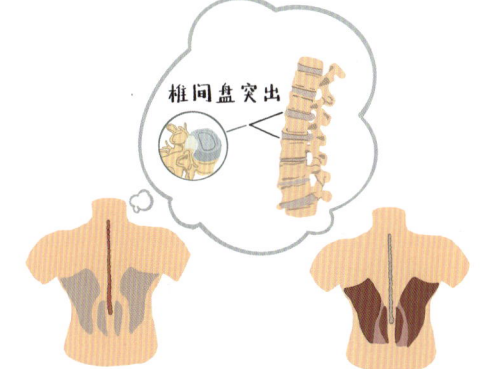

腰椎间盘突出　　腰肌劳损

三、治疗方法

🔑 药物：口服布洛芬等消炎止痛药；局部外用活血、镇痛、消炎的膏药。

🔑 理疗：推拿、按摩等舒筋活血，电磁、冲击波、超声波、红外线等理疗。

四、预防方法

💡 加强腰背肌锻炼，如飞燕式、臀桥等动作。
💡 防止潮湿、寒冷受凉，避免弯腰过久。
💡 使用硬板软垫床，软度适中。
💡 日常生活中搬运物品，尽量采用屈腿下蹲姿势。

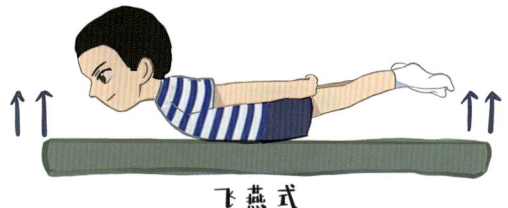

飞燕式

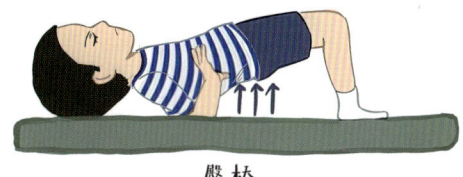

臀桥

第四节 膝关节滑膜炎

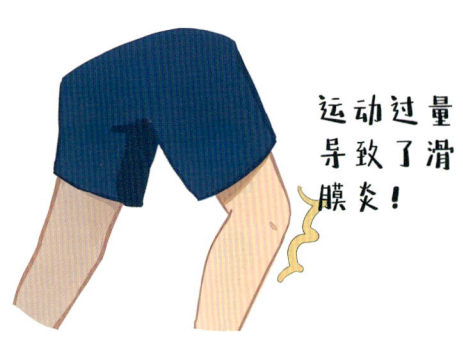

运动过量导致了滑膜炎!

一、疾病特点及致病原因

1. 膝关节滑膜炎是由于膝关节扭伤或关节内损伤(如半月板、韧带损伤)引起,容易产生关节腔积液。表现为局部肿胀、疼痛、活动困难、走路跛行、皮温升高等。

2. 主要致病原因:青壮年人多有急性膝关节外伤史,伤后易发生。长期劳损、不科学用膝(如不良跑步姿势)、肥胖、剧烈运动或过量运动、受冷受潮等可诱发。

二、危害及相关疾病

膝关节滑膜炎不及时治疗存在致残风险,诊断时需关注是否存在半月板损伤、关节内韧带损伤,可进行磁共振(MRI)检查明确诊断。

三、治疗方法

药物与理疗:口服或外用消炎镇痛药,中药热敷,超短波、中低频电疗等。

注射与手术:关节腔抽液、注射激素与玻璃酸钠,关节镜手术去除病变或置换关节。

四、预防方法

运动时戴好护膝,纠正跑步姿势。

注意减肥,减轻关节压力。

适当补充钙和维生素 D。

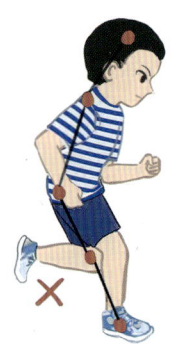 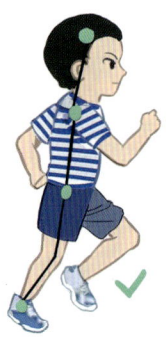 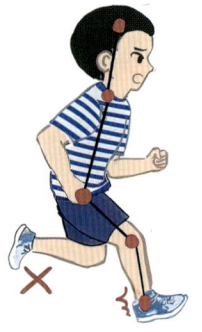 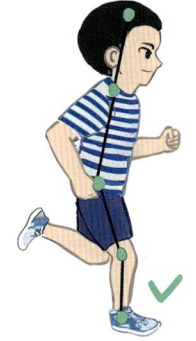

起步姿势　　　　　落地姿势

第五节 皮炎、体癣

一、疾病特点及致病原因

1. 皮炎：多是因过敏、高温、情绪等刺激引起，如接触性皮炎，表现为接触部位皮肤发红、发痒，继而肿胀，出现丘疹或水疱，后糜烂结痂。

2. 体癣：是由真菌感染引起，常见有足癣（也称脚气）、股癣，表现为大小不等的环状或半环状红斑，边缘略隆起，存在鳞屑、皮肤脱皮现象，伴有瘙痒，因搔抓可产生脓疱。

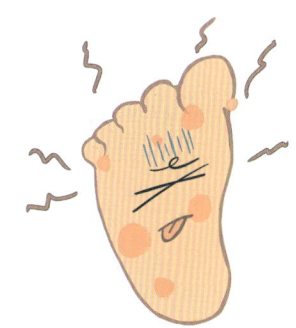

二、相关疾病

对于青年人，好发于面部与上胸背部的粉刺、丘疹、脓疱、结节等多形性皮损多为痤疮，与皮脂分泌过多、毛囊堵塞、细菌感染相关，青春期后往往能自然减轻或痊愈。

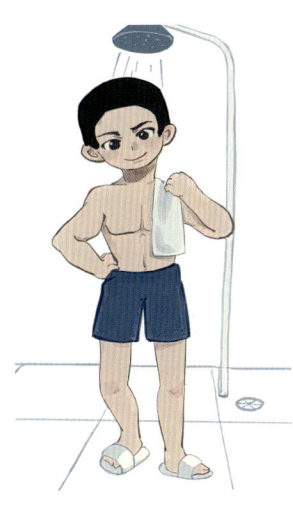

三、治疗方法

🔑 皮炎：口服抗过敏、镇静药物，外用激素软膏（皮炎平等）、止痒乳膏、洗剂等。

🔑 体癣：外用抗真菌药膏（酮康唑等）、止痒乳膏、洗剂等，避免滥用激素软膏。

🔑 痤疮：口服抗生素（米诺环素）、异维A酸等，外用维A酸、抗生素乳膏、洗剂。

四、预防方法

💡 注意皮肤清洁，勤洗澡、勤换衣服。
💡 避免皮肤接触过敏性、刺激性物品。
💡 保持乐观心态，避免熬夜、过度日晒。

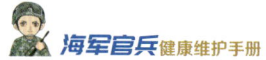

第六节 智齿发炎

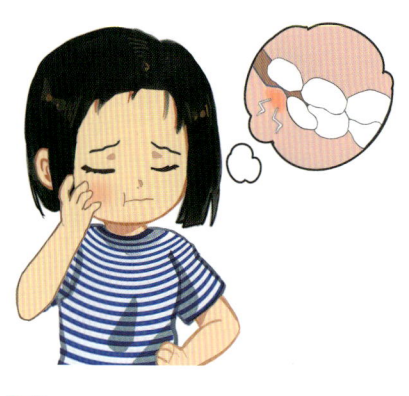

一、疾病特点及致病原因

1. 特点：智齿发炎称为冠周炎，即第三磨牙牙冠周围的软组织炎，18～25岁高发。急性时出现肿胀、疼痛，进食或吞咽时加重，可伴放射痛、张口受限、口臭、化脓等。

2. 主要致病原因：智齿是最后萌出的牙，因空间不足导致萌出不全而异位或阻生，且容易积存细菌，咀嚼易损伤牙龈，抵抗力下降时可引起炎症。可通过X线牙片检查诊断。

二、危害

1. 慢性智齿发炎仅有患处轻微压痛不适。
2. 急性发炎可引起邻近组织器官感染，重者可出现头痛、发热、食欲减退、全身不适等症状。

三、治疗方法

🔑 药物：口服甲硝唑等抗菌药、清热、止痛药物；使用灭菌溶液含漱冲洗口腔。

🔑 手术：若反复发作，可在急性炎症消退后及时去口腔科拔除病源牙。

四、预防方法

💡 每次饭后漱口，早晚刷牙，不让食物残留。
💡 少吃甜、酸等易并发龋齿、龋病的食物。
💡 适时进行牙齿正畸。

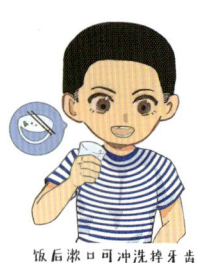
饭后漱口可冲洗掉牙齿上的食物残渣。

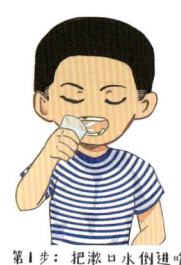
第1步：把漱口水倒进嘴巴里，不要吞咽。

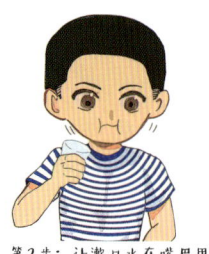
第2步：让漱口水在嘴巴里多动动，左边右边冲洗几下。

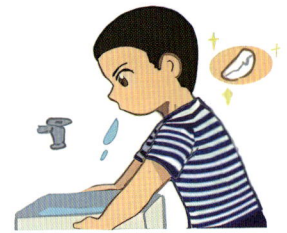
第4步：吐出漱口水和食物残渣。

第七节 尿路结石

一、疾病特点及致病原因

1. 特点：尿路结石又称尿石症，包括肾、输尿管、膀胱、尿道等部位结石。主要表现为腰腹部疼痛（活动后加重）、尿痛、血尿、尿频、尿急、尿不尽等，严重时可发生感染。

2. 主要致病原因：日常喝水少，高蛋白质、高钙、高钠饮食；炎热天气出汗多导致水分流失；某些疾病与遗传因素也会导致尿路结石。

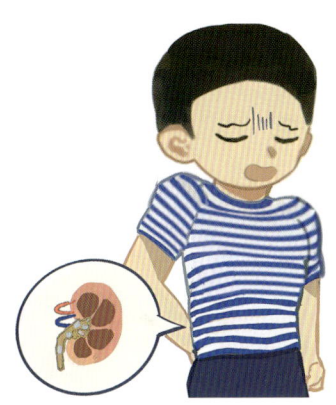

二、危害及相关疾病

尿路结石严重时可造成尿路堵塞，诱发尿路感染，一般通过腹部 B 超、X 线拍片检查可明确诊断。肾结晶是肾结石的先兆，直径小于 0.3 cm 的结石，可无明显症状。

三、治疗方法

- 药物：口服促排石类药物（直径小于 0.6 cm），有肾结晶时积极预防。
- 物理治疗：体外震波碎石、内镜激光碎石等（直径在 0.6～2.0 cm）。
- 手术：对于结石大于 2.0 cm 或位置不佳的，可选择外科手术。

四、预防方法

- 平日多喝水，少喝酒和浓茶。
- 多运动锻炼，避免久坐久站。

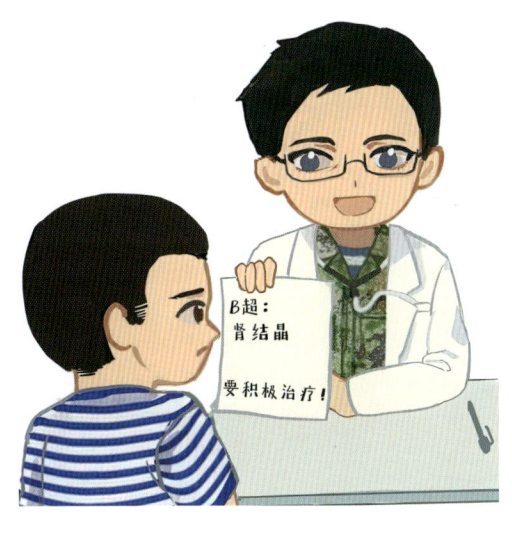

第八节 精索静脉曲张

一、疾病特点及致病原因

1. 特点：精索静脉曲张是男性阴囊内静脉丛的异常扩张迂曲。一般无明显症状，少数人可有阴囊肿胀、坠胀疼痛，可向腹股沟放射，在劳累、久站、行走后加重，平卧休息后减轻。多发生在左侧，青年多发，男性发病率为10%，可摸到睾丸上有蚯蚓样的无痛包块。

2. 主要致病原因：先天发育不全等解剖因素，久站、压迫、阻塞等影响静脉回流。

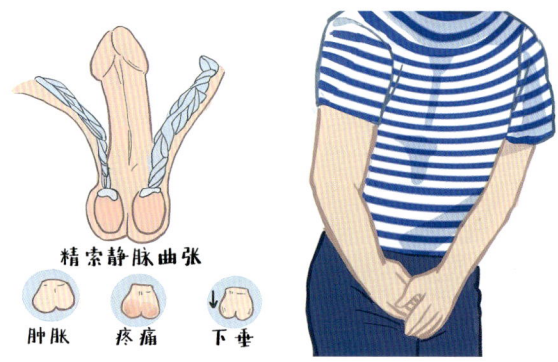

二、危害及相关疾病

严重精索静脉曲张可导致睾丸萎缩、功能减退与男性不育。彩超检查可明确诊断。

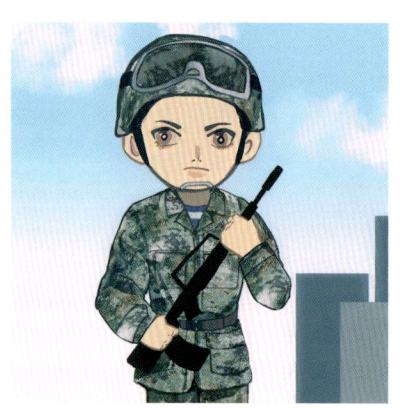

科学站岗时间，久站后多运动。

三、治疗方法

大多数精索静脉曲张患者都不需治疗，但伴有明显症状、不育等并发症时要积极治疗。

🔑 药物：根据症状选择口服止痛、抗炎、促进静脉回流、精子生成等药物。

🔑 手术：严重影响生育（睾丸萎缩）、药物治疗治疗无效时可进行静脉结扎。

四、预防方法

💡 避免久站久坐，避免做增加腹压的动作。
💡 瘦高者可穿稍紧的内裤（托住睾丸）。
💡 胀痛时可冰袋冷敷促进血管收缩。

第九节 晕动病

一、疾病特点及致病原因

1. 特点：晕动病即指"晕船、晕车、晕机"等，表现为头晕、恶心、呕吐、上腹不适、面色苍白、出冷汗等，严重时会有呕吐不止、心慌、昏迷等症状，停止乘坐后可缓解。几乎每个人都会发生晕动症状，但因个人体质和敏感程度不同表现有所差异。

2. 主要致病原因：人体前庭、视觉和感受系统的信息产生冲突时发生；与遗传因素有一定关系。

3. 可通过训练纠正。

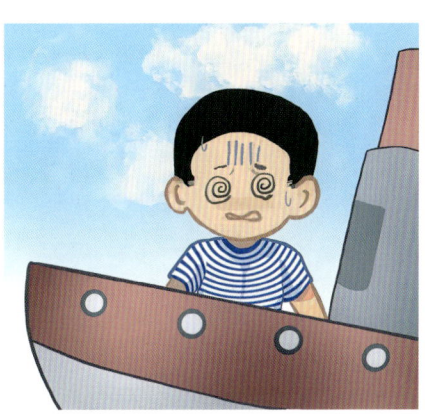

二、危害及相关疾病

1. 晕动病严重时可因剧烈呕吐导致脱水、电解质紊乱，出现意识障碍、昏迷等。

2. 与位置性眩晕（耳石症）鉴别：位置性眩晕与头部位置改变有关（改变头位后出现眩晕）。

三、治疗方法

🔑 药物：服用抗组胺（苯海拉明）、抗胆碱（东莨菪碱）、止吐（多潘立酮）等药物。

🔑 中医疗法：可使用藿香正气水，按揉板门、合谷、太阳、足三里等穴位醒脑。

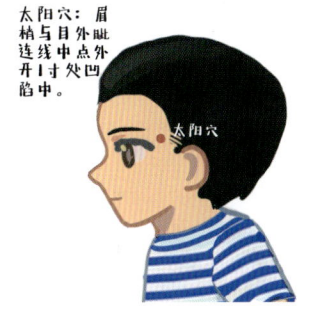
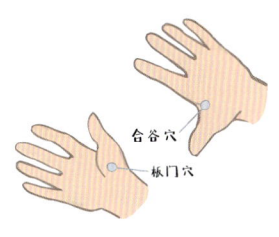

四、预防方法

💡 提前吃药，晕动不适时尽快平躺休息。

💡 避免在行程中读书、玩手机与电脑。

💡 多次乘坐训练可逐渐适应，减少发病次数。

第十节 焦虑与抑郁

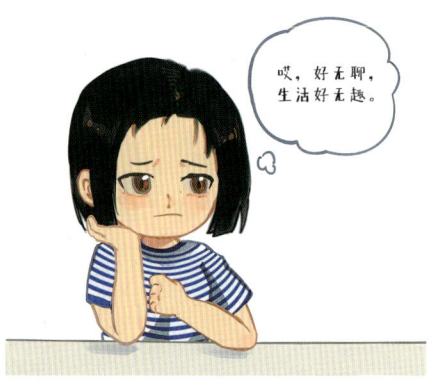

一、疾病特点及致病原因

1. 焦虑是对生命安全、前途命运等过度担心而产生的一种烦躁情绪。表现为精神较平时紧张,伴有头晕、胸闷、心悸、口干、尿频、出汗、不安、做噩梦等症状。

2. 抑郁情绪是因精神压力、生活挫折、痛苦境遇、生老病死、天灾人祸等情况而产生的一种正常情绪。表现为不开心、兴趣减退、食欲下降等,人人均可出现,持续时间短。

二、危害及相关疾病

焦虑感爆棚,心理压力过大,身心深受其害。抑郁情绪长期不缓解易发展为抑郁症,典型表现为情绪低落、思维反应迟缓和意志行为减退,晨重暮轻,无法正常工作生活。

三、治疗方法

🔑 咨询:向军医寻求心理咨询,与好友、亲人等身边人谈心,及时疏解不良情绪。

🔑 药物:严重情绪问题应及时去医院就诊,必要时口服精神类药物控制症状。

四、预防方法

💡 相信人无完人,学会认可和欣赏自己。

💡 进行放松训练,如做冥想、正念、太极等,立足当下。

💡 运动锻炼宣泄情绪,做自己感兴趣的事。

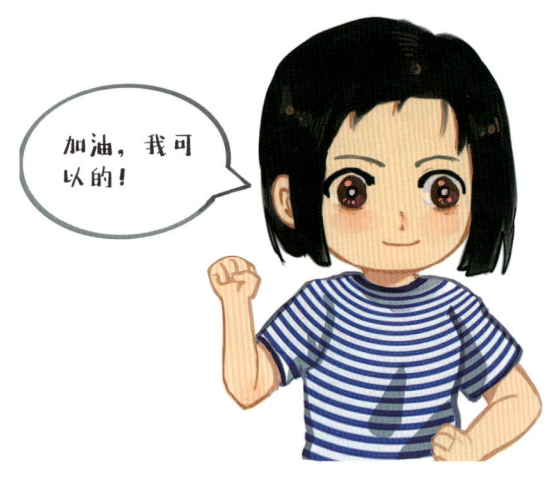

第四章
常见症状自评流程

症状自评流程图用于初步分析病情并采取相应措施。

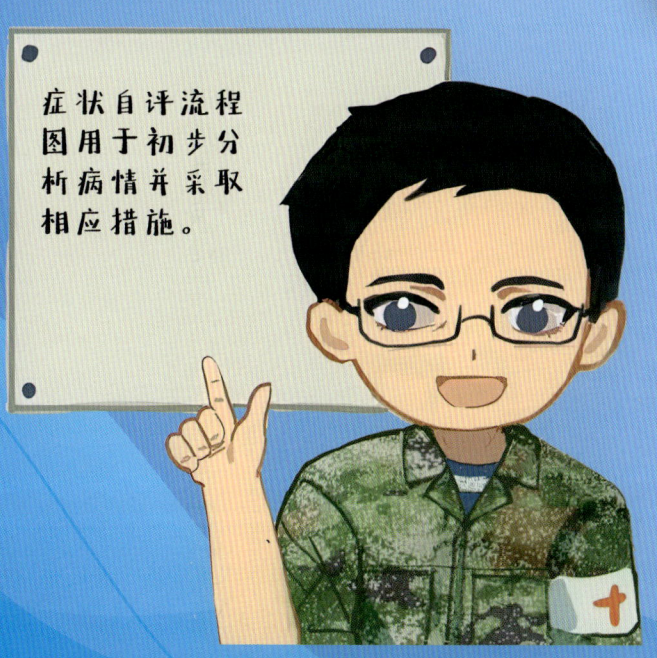

第一节 头面部

一、头晕（Dizziness）

（一）症状特点及致病原因

头晕是感到自身或周围环境物体旋转或摇动的一种主观感觉障碍，一般无意识障碍。常分为：①前庭性眩晕——表现有视物旋转感、摇晃感、移动感等；②非前庭性眩晕——多由全身性疾病引起，常表现为头胀、头重脚轻、眼花等，无环境或自身旋转感，见于高血压病、脑动脉硬化、贫血等。偶尔头晕或因体位改变而导致的头晕不会有太大问题，长时间头晕应引起重视。若你感到头晕，请使用以下自评流程图。

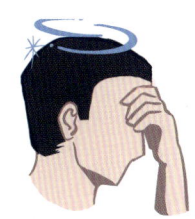

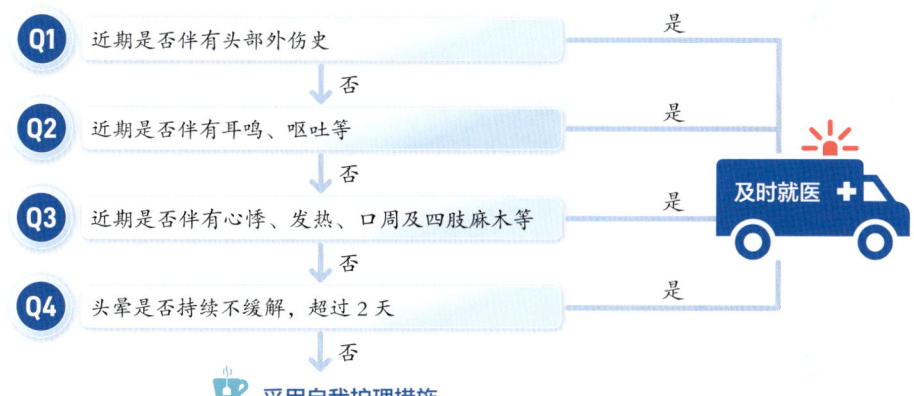

（二）自我护理措施

🔹 减少头部转动，避免易诱发头晕的动作，例如突然抬头或弯腰。
🔹 感觉不适要马上休息，发作期宜卧床休息，防止起立时跌倒受伤。
🔹 保持心情舒畅，防止过度情绪化而诱发头晕。
🔹 饮食应以富有营养和新鲜清淡为原则，保证热量供应充足。
🔹 保持良好的睡眠，积极锻炼，增加肌肉含量。
🔹 若是乘车、乘船等引起的眩晕，可提前服用抗眩晕药进行预防。
🔹 中医学认为，按摩合谷、内关、天柱、太阳等穴位有助于缓解头晕头痛。

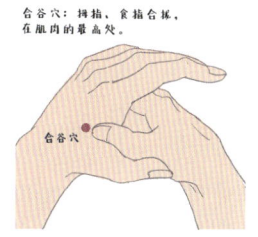
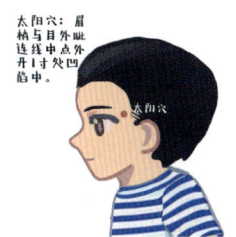
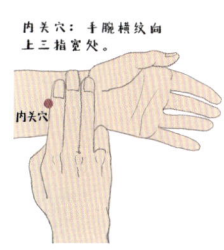

二、头痛（Headache）

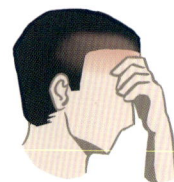

（一）症状特点及致病原因

头痛是最常见的医疗主诉之一。青年人头痛常由压力、睡眠不足、饮酒等导致。保持充足睡眠、健康饮食、科学的压力管理等健康的生活方式，是避免头痛的实用方法。头痛形式多样，常为胀痛、闷痛、刺痛和电击痛等。如果你感到头痛，请使用以下自评流程图。

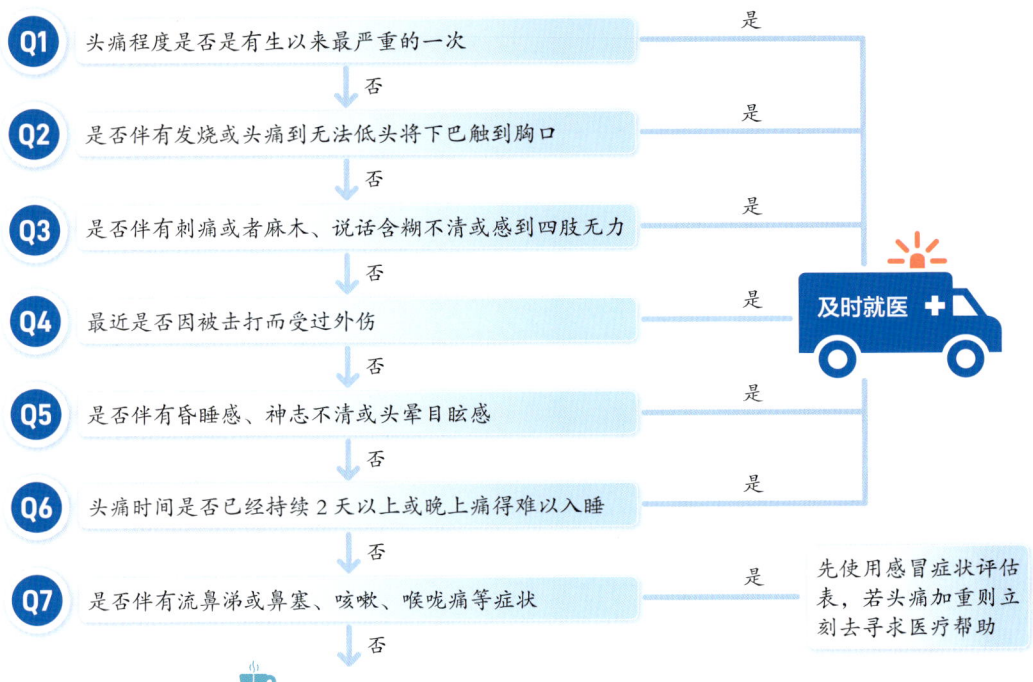

（二）自我护理措施

- 用手按摩后脑勺，可搭配百会、风池、太阳、天柱、太冲等穴位。
- 用毛巾热敷颈后部，洗个热水澡有利于舒缓身心。
- 避免头、颈部外伤，压力过大、情绪紧张等情况的发生。
- 头痛时应减少巧克力、乳酪、酒、咖啡、茶叶等易诱发疼痛的食物。
- 严重时可根据说明书临时服用非处方止痛药，如对乙酰氨基酚、布洛芬等。

注意：当头痛影响正常工作时需请病假，在服用任何药物前应先明确病因。

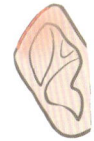

三、耳痛（Earache）

（一）症状特点及致病原因

耳朵内或耳朵周围痛可以是迟钝和阵痛，也可以是尖锐和刺痛，按类型可分为耳源性耳痛、反射性耳痛、神经性耳痛三种耳痛。耳痛可由很多原因引起，但最常见的是感冒、中耳炎、过敏、耳廓损伤、外耳道阻塞、外耳道炎、鼓膜损伤等病变。如果你感到耳痛，请使用以下自评流程图。

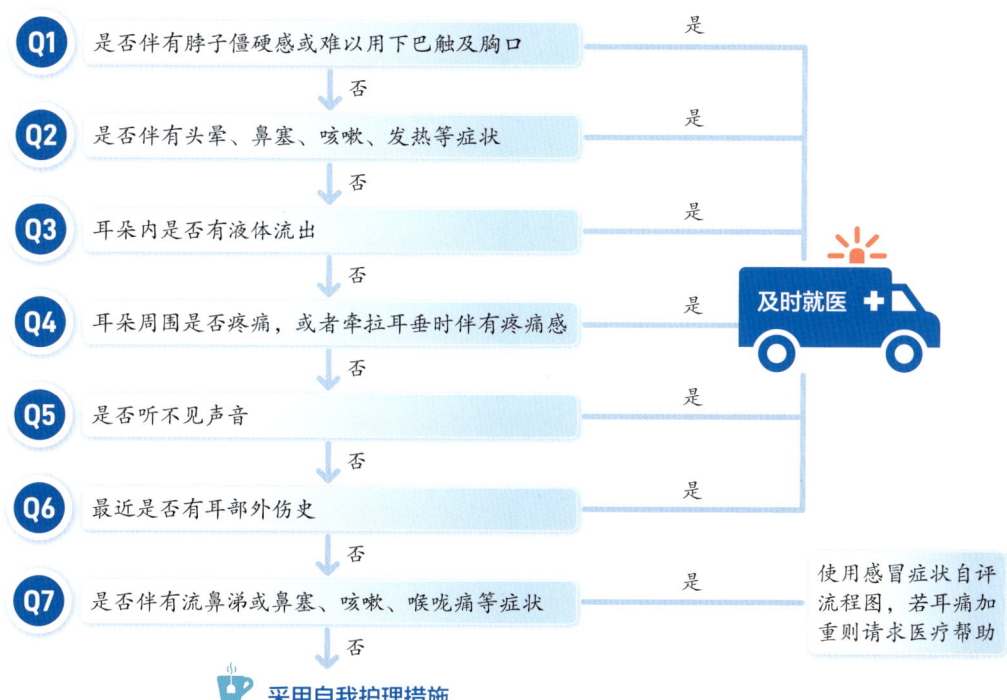

- Q1 是否伴有脖子僵硬感或难以用下巴触及胸口 — 是 → 及时就医；否 ↓
- Q2 是否伴有头晕、鼻塞、咳嗽、发热等症状 — 是 → 及时就医；否 ↓
- Q3 耳朵内是否有液体流出 — 是 → 及时就医；否 ↓
- Q4 耳朵周围是否疼痛，或者牵拉耳垂时伴有疼痛感 — 是 → 及时就医；否 ↓
- Q5 是否听不见声音 — 是 → 及时就医；否 ↓
- Q6 最近是否有耳部外伤史 — 是 → 及时就医；否 ↓
- Q7 是否伴有流鼻涕或鼻塞、咳嗽、喉咙痛等症状 — 是 → 使用感冒症状自评流程图，若耳痛加重则请求医疗帮助；否 ↓ 采用自我护理措施

（二）自我护理措施

- 热敷：在耳朵旁边放一块蘸过热水的毛巾，根据需要可重复上述方法消肿止痛。
- 清洁：保持耳道清洁干净，避免液体或异物进入耳道。
- 中医按摩：用大拇指指腹按压患耳对侧的合谷穴，可持续按压3分钟。
- 活血消肿：采用维生素B_{12}、丹参片等非处方药，可改善血液循环和营养神经。
- 严重时可根据说明书暂时服用非处方止痛药缓解，如对乙酰氨基酚、布洛芬等。

注意：当耳痛影响正常工作时需请病假，在服用任何药物前应先明确病因。

四、耳鸣（Tinnitus）

（一）症状特点及致病原因

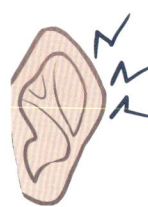

耳鸣是在缺乏外部声源的情况下耳内或颅内产生嗡嗡、嘶鸣等不成形的异常声幻觉。这种声音感觉可以是一种或一种以上，并且持续一定的时间。耳鸣感受到的噪声来自耳朵而不是环境。通常，人体可以出现生理性耳鸣，当耳鸣超过了生理限度，就成为症状性耳鸣，耳鸣常与听力受损有关，影响睡眠，心神不安，严重影响工作生活，而有些人的症状则在可承受范围。如果你有耳鸣，请使用以下自评流程图。

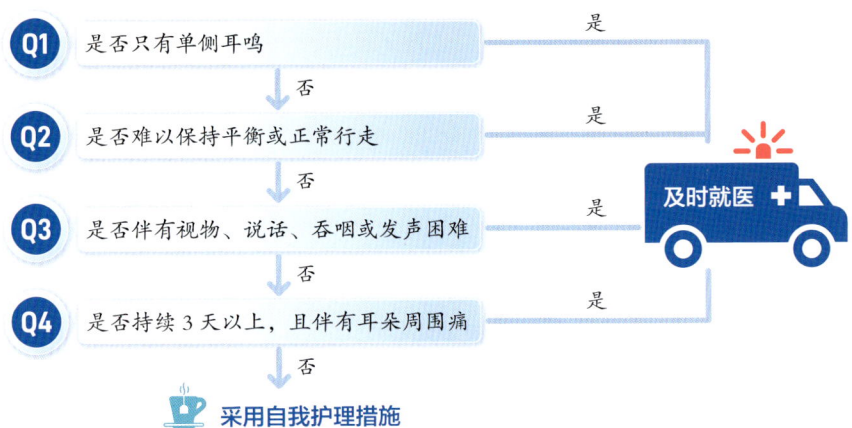

（二）自我护理措施

- 避免暴露于噪声过大的环境，或使用耳塞等防护措施隔离噪声。
- 播放舒缓的音乐，保持心情愉悦、情绪平稳。
- 经常监测血压，防止血压过高或者过低。
- 避免饮用含咖啡因及其他兴奋性饮料；保持情绪稳定，减少烦躁。
- 中医按摩：大拇指按压患耳同侧的中渚穴（手背第4、5掌骨间凹陷处）。
- 营养神经：采用维生素 B_1、B_{12} 等非处方药促进神经纤维再生。

注意：当耳鸣影响正常工作时需请病假，在服用任何药物前应先明确病因。

五、听力下降（Loss of hearing）

（一）症状特点及致病原因

突发性听力下降是短时间内发生或睡醒时发现的中重度听力损失，通常仅一侧耳朵受损。一般将听力下降都统称为耳聋，耳聋并不是指声音都听不到，而是有一定程度区别的，可分为轻度、中度、重度、全聋，一般与洁耳过度、耳部疾病、血管疾病等因素有关。突发性听力下降有自愈倾向，一部分可得到不同程度的恢复。听力损失严重、有眩晕者预后不佳。若你有听力下降，请使用以下自评流程图。

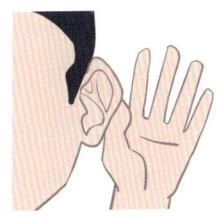

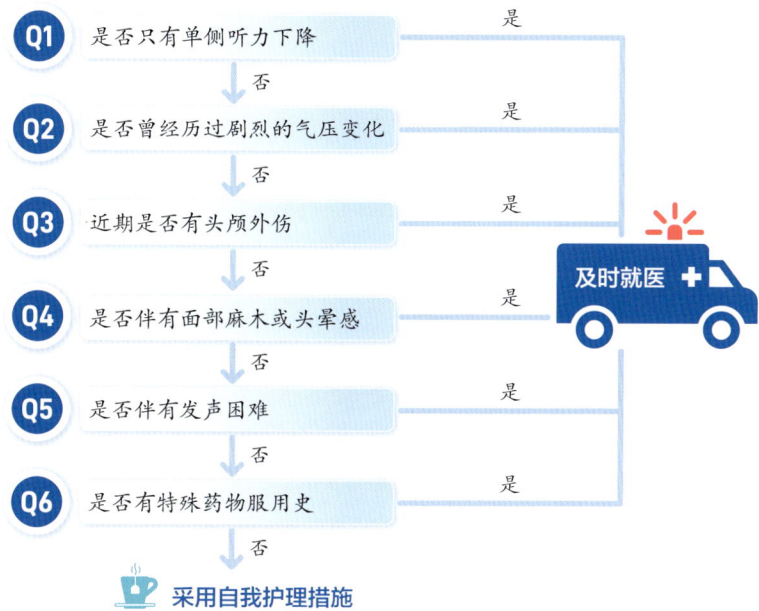

- Q1 是否只有单侧听力下降 — 是 → 及时就医
- 否 ↓
- Q2 是否曾经历过剧烈的气压变化 — 是 → 及时就医
- 否 ↓
- Q3 近期是否有头颅外伤 — 是 → 及时就医
- 否 ↓
- Q4 是否伴有面部麻木或头晕感 — 是 → 及时就医
- 否 ↓
- Q5 是否伴有发声困难 — 是 → 及时就医
- 否 ↓
- Q6 是否有特殊药物服用史 — 是 → 及时就医
- 否 ↓ 采用自我护理措施

（二）自我护理措施

- 避免暴露于噪声大的环境，可使用护耳器，如耳塞或隔音耳罩。
- 洁耳时需谨慎操作，尽量减少不合理的采耳方式与频率。
- 避免使用耳毒性药物，避免耳外伤和耳部的感染。
- 控制好高血压、高血脂及糖尿病等慢性疾病。
- 勿过度劳累，注意劳逸结合，保持身心愉悦。

注意：当听力下降影响正常工作时需请病假，在服用任何药物前应先明确病因。

六、眼睛不适（Discomfort in the eyes）

（一）症状特点及致病原因

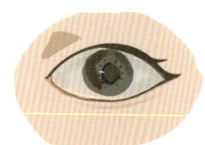

眼睛不适包括眼睛疼痛、灼热、瘙痒、发红、出现透明或黄色分泌物、视力下降等，其原因可能是用眼不当、眼部过敏、致病微生物或异物进入伤害到眼睛。眼睛的问题必须认真对待，我们的视力水平取决于它的健康程度。若你感到眼睛不适，请使用以下自评流程图。

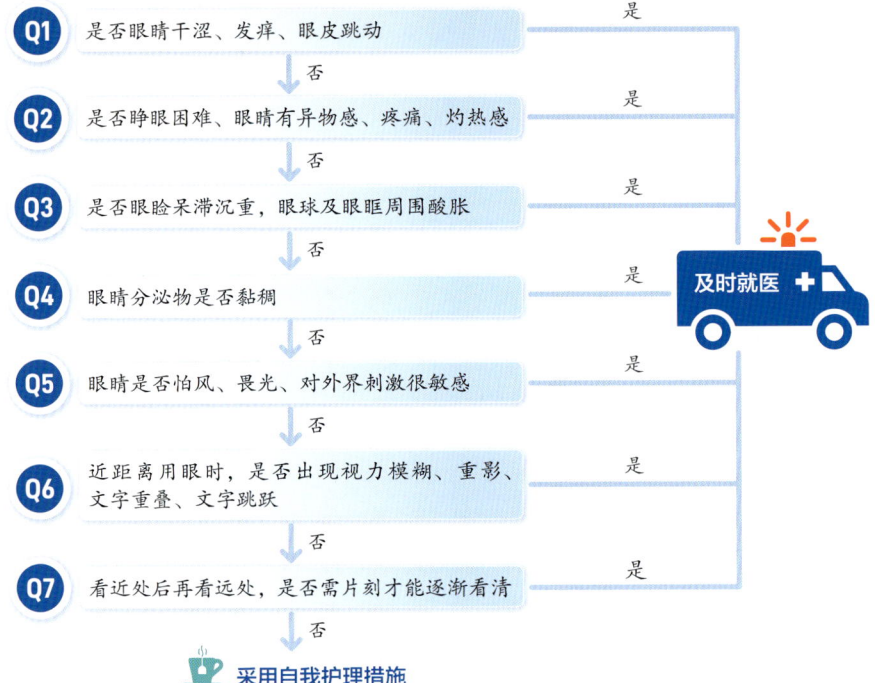

- Q1 是否眼睛干涩、发痒、眼皮跳动
- Q2 是否睁眼困难、眼睛有异物感、疼痛、灼热感
- Q3 是否眼睑呆滞沉重，眼球及眼眶周围酸胀
- Q4 眼睛分泌物是否黏稠
- Q5 眼睛是否怕风、畏光、对外界刺激很敏感
- Q6 近距离用眼时，是否出现视力模糊、重影、文字重叠、文字跳跃
- Q7 看近处后再看远处，是否需片刻才能逐渐看清

是 → 及时就医
否 → 采用自我护理措施

（二）自我护理措施

🔹 勤洗手。

🔹 遵守眼部安全防护流程。如果有害物质溅到你的眼睛里，首先不要慌，有序进行在医疗救助介入前的冲洗操作，等待下一步处理。

🔹 对于机械、化学、生物或辐射能量（如阳光、激光或焊接）危害，应始终佩戴经批准的保护装置，并确保这些护眼用品在有效保护状态内。

🔹 在有烟或灰尘的地方不要戴隐形眼镜。

🔹 知道最近的洗眼设施位置以及如何使用。

🔹 向您的上级报告眼睛受伤情况。

注意：如果你的眼睛或视力有问题，请及时就医。

如果你的眼睛不慎被任何化学物质沾染，在得到紧急医疗救助之前或期间，立即自行用流动水冲洗15分钟。

如果你发现你的战友眼睛受伤，立即呼叫队医进行紧急医疗救助。

七、牙痛（Toothache）

（一）症状特点及致病原因

牙痛通常是由龋病（龋洞）及其并发症（如牙髓炎和脓肿）引起。

龋病在很大程度上可通过良好的口腔卫生进行预防，例如刷牙有助于清除菌斑。当龋病（龋洞）通过牙齿的外表面（釉质）贯穿至釉质下方的坚硬组织（牙本质）时，常常会引起疼痛。引起牙痛的其他常见原因，包括冷、热、甜食或饮料以及刷牙行为所产生的刺激。如果外部刺激因素去除后，牙齿的疼痛感通常会立刻消失，此时的牙髓（牙齿有活性的中心）很可能并未受到不可逆的影响。若你感到牙痛，请使用以下自评流程图。

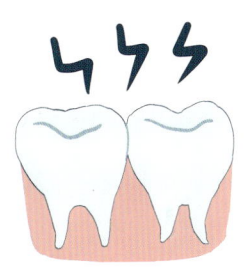

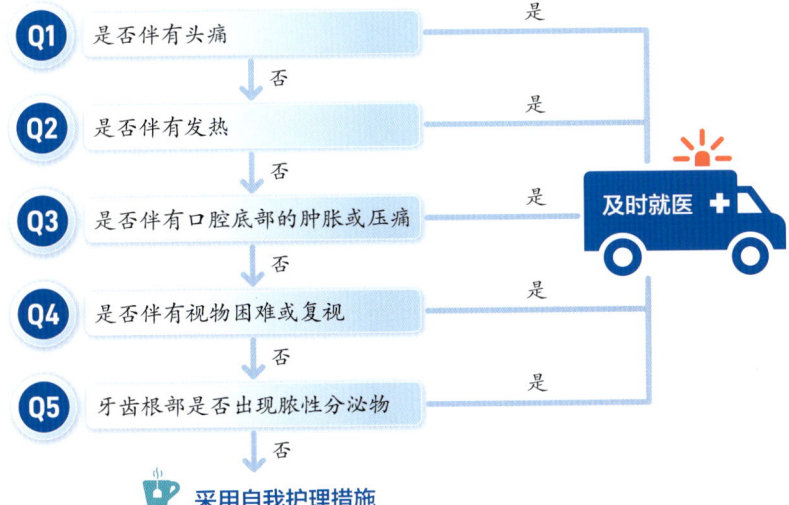

（二）自我护理措施

- 可服用非处方止痛药（镇痛药），如对乙酰氨基酚或布洛芬。
- 冠周炎可通过杀菌剂氯己定含漱水或盐水（即将1汤匙盐加入一杯热水中，水温不超过40℃）漱口治疗。方法：（以盐水为例）将盐水含在口腔内的患侧，直至冷却，然后再吐出，并立即更换新的盐水，每日3~4次。

八、口腔溃疡（Canker sores）

（一）症状特点及致病原因

口腔溃疡的外观与大小各异，可累及口腔的任何部位，包括嘴唇。大部分溃疡呈红色，但有些因为坏死组织和中心部内的食物残渣而呈现白色。部分溃疡呈凸起样且有液体填充，类似水疱，按大小可分为囊泡或大疱。非癌性（良性）溃疡直到顺利愈合前，通常都会伴有疼痛，从而发生进食困难，甚至脱水和营养不良。有些溃疡消失后常可复发。若你有口腔溃疡，请使用以下自评流程图。

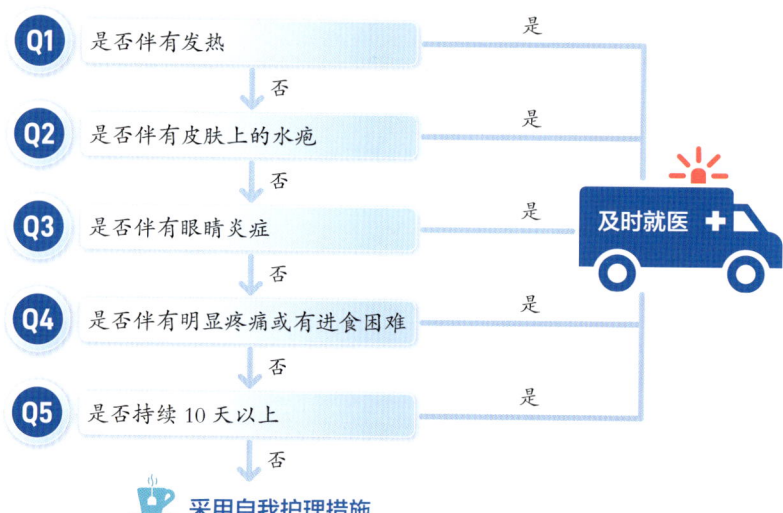

（二）自我护理措施

- 常使用软毛刷温柔地刷牙或用盐水冲洗。
- 避免食用酸性高盐以及其他刺激性的食物。
- 使用含有硫糖铝和铝-镁抗酸剂的保护涂料作为冲洗液可缓解症状。
- 避免含有酒精（乙醇）的漱口液，此类漱口液可能会使口腔溃疡加重。
- 可用冰硼散、西瓜霜等药物治疗。

九、声音沙哑（Voice hoarseness）

（一）症状特点及致病原因

声音沙哑通常是由感冒或流感导致的喉咙痛而引起的，也可能由其他原因导致。若你有声音沙哑，请使用以下自评流程图。

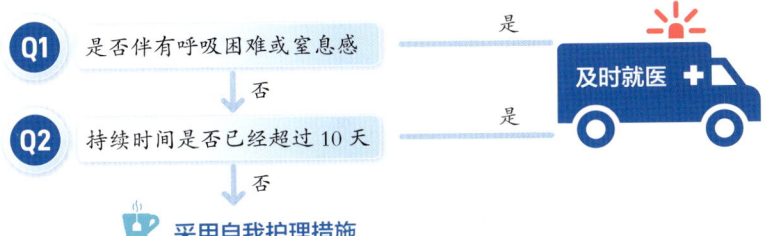

（二）自我护理措施

🔹 如果你吸烟，那就尝试戒烟。

🔹 保持安静，停止说话一段时间，如果一定要说话，那就用正常的音量说，不要尝试压低音量，这会加重声带的负担。

🔹 喝水，吮吸硬糖，含服薄荷糖、金银花含片、草珊瑚含片、西瓜霜润喉片等，可帮助舒缓喉咙疼痛。

🔹 用盐水漱口。方法：将 1 汤匙盐加入一杯热水中，水温不超过 40℃；将盐水含在口腔内直至冷却，然后再吐出，并立即更换新的盐水，每日 3~4 次。

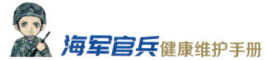

十、咽喉痛（Sore throat）

（一）症状特点及致病原因

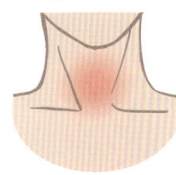

咽喉痛可以由许多原因引起，包括空气干燥、吸烟或过敏。咽喉痛也可能由病毒或细菌引起。若你有咽喉痛，请使用以下自评流程图。

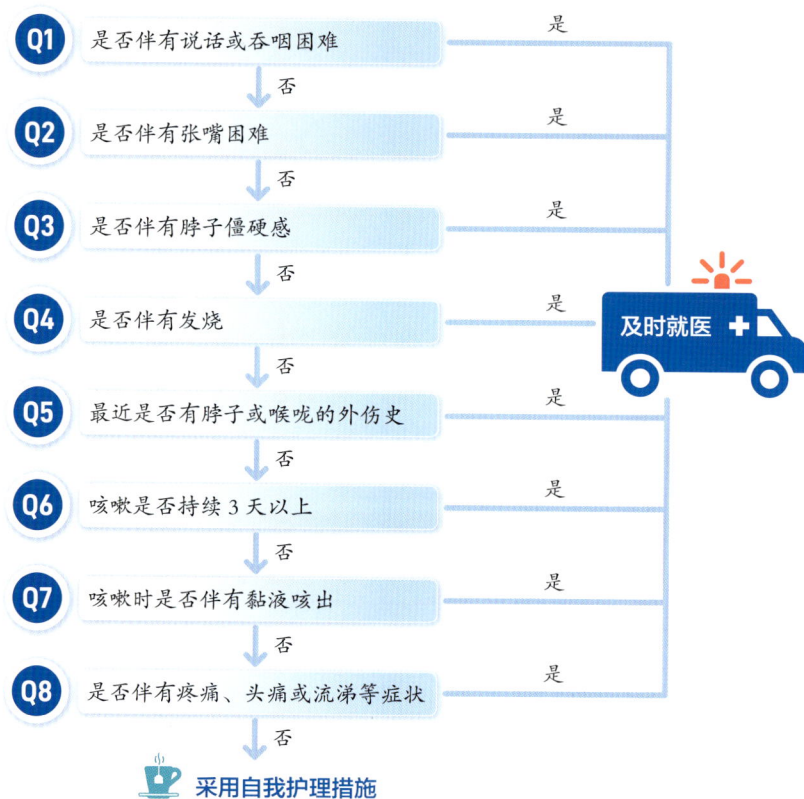

（二）自我护理措施

🔹 用盐水漱口。方法：将1汤匙盐加入一杯热水中，水温不超过40℃；将盐水含在口腔内直至冷却，然后再吐出，并立即更换新的盐水，每日3~4次。

🔹 使用咽喉含片和对乙酰氨基酚、布洛芬或阿司匹林，按说明书服用。

十一、鼻塞、鼻流涕（Nasal congestion and runny nose）

（一）症状特点及致病原因

鼻窦又称鼻旁窦，为鼻腔周围内含气空腔的总称。鼻窦问题常可以由感冒，过敏或感染引起。鼻窦问题通常会导致眼睛周围以及头部产生疼痛、鼻塞或流鼻涕症状，甚至引起喉咙痛或咳嗽症状。若你有鼻塞、鼻流涕，请使用以下自评流程图。

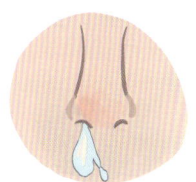

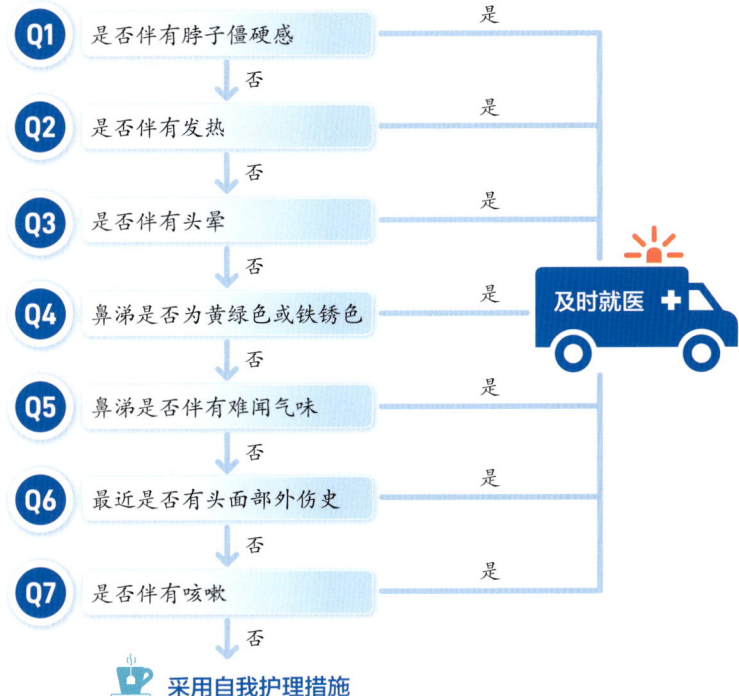

- Q1 是否伴有脖子僵硬感 —是→ 及时就医
- 否↓
- Q2 是否伴有发热 —是→ 及时就医
- 否↓
- Q3 是否伴有头晕 —是→ 及时就医
- 否↓
- Q4 鼻涕是否为黄绿色或铁锈色 —是→ 及时就医
- 否↓
- Q5 鼻涕是否伴有难闻气味 —是→ 及时就医
- 否↓
- Q6 最近是否有头面部外伤史 —是→ 及时就医
- 否↓
- Q7 是否伴有咳嗽 —是→ 及时就医
- 否↓ 采用自我护理措施

（二）自我护理措施

- 多喝热水。
- 洗热水澡，暖湿蒸汽有助于缓解症状。
- 在眼睛和脸颊上盖上一块温暖的、拧干的毛巾来尝试止痛。
- 按照医疗指示使用非处方止痛药，如布洛芬、对乙酰氨基酚或阿司匹林。
- 如果你流鼻涕或鼻塞，请按指示使用非处方减充血剂（如羟甲唑啉和赛洛唑啉）。

十二、鼻出血（Nosebleeds）

（一）症状特点及致病原因

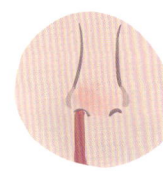

如果你患有感冒或过敏，并且经常流鼻涕，可能会导致鼻出血，当然，鼻外伤、空气干燥也可能会让你流鼻血，通常自己可以先采取止血措施。若你有鼻出血症状，请使用以下自评流程图。

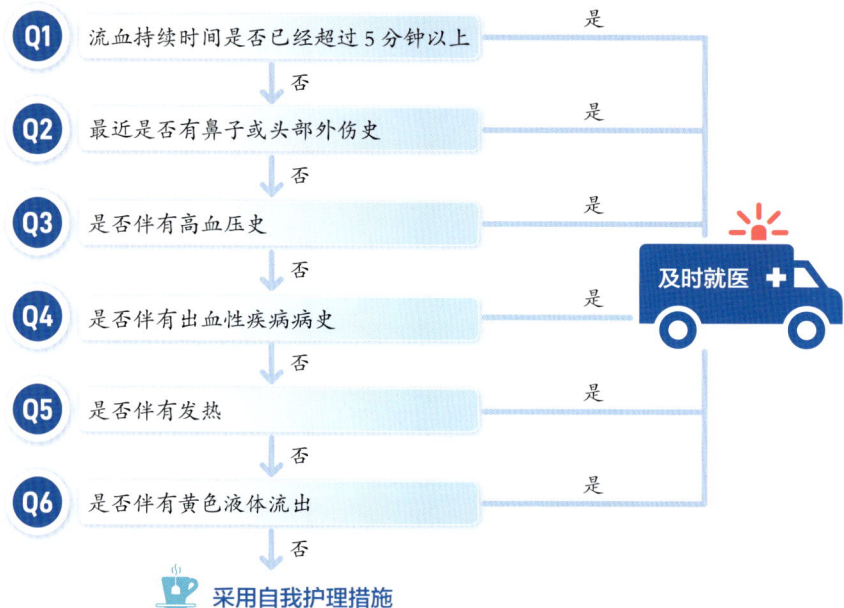

（二）自我护理措施

- 正确地坐起来，不要躺下。
- 用拇指和食指捏住两侧鼻孔，用嘴呼吸，持续 10～15 分钟。
- 不要用纱布或纸巾之类的东西填塞鼻子。
- 一旦采取止血措施，就不要擤鼻涕了。如果你一定要擤鼻涕，要非常温柔，否则你可能会再次流血。

第二节　胸腹部

一、咳嗽（Cough）

（一）症状特点及致病原因

咳嗽是身体对喉咙、鼻子或肺部炎症的一种保护性反应。通常由感冒、流感、吸烟或过敏引起。若你有咳嗽症状，请使用以下自评流程图。

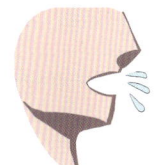

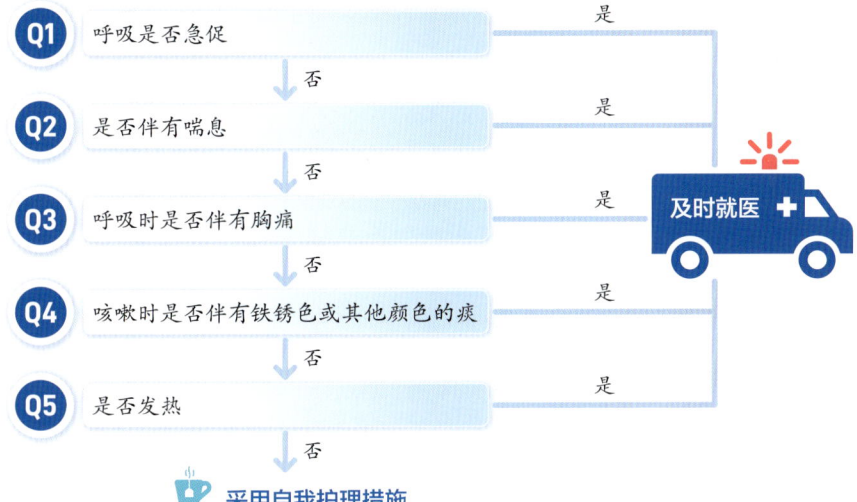

（二）自我护理措施

- 避免吸烟或进入烟雾弥漫的区域。
- 多喝热水会有助于咳出痰液。
- 如果你咳嗽有痰，请按说明书使用非处方祛痰止咳药（如盐酸氨溴索、羧甲斯坦、复方甘草口服液、急支糖浆等）。
- 如果你干咳无痰，试一试非处方的止咳药（如右美沙芬口服液等）。

二、呼吸困难（Dyspnoea）

（一）症状特点及致病原因

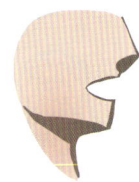

呼吸困难是指主观上感到吸气不足、呼吸费力，客观上表现为呼吸运动用力，严重时可出现张口呼吸、鼻翼扇动、端坐呼吸甚至口唇发紫，可伴有呼吸频率、深度、节律的改变。若你感到呼吸困难，请使用以下自评流程图。

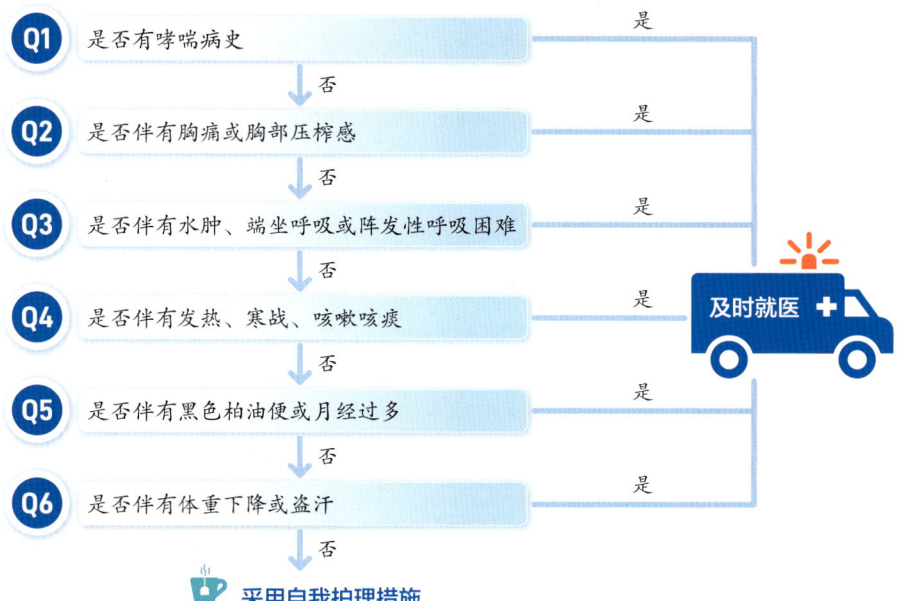

（二）自我护理措施

- 静坐休息。
- 打开窗户，保持空气流通，清理口腔异物以免误吸。
- 保持情绪稳定，静坐或躺下休息。
- 有条件的情况下进行吸氧。

三、胸痛（Chest pain）

（一）症状特点及致病原因

胸痛可为锐痛或钝痛，然而患有胸部疾病的一些患者将他们的感觉描述为不适、憋闷、紧缩感、刺痛、灼痛，或心痛。有时，患者也会出现背部、颈部、下颌、上腹部或手臂疼痛。恶心、咳嗽或呼吸困难等其他症状出现与否，取决于胸痛的病因。若你感到胸痛，请使用以下自评流程图。

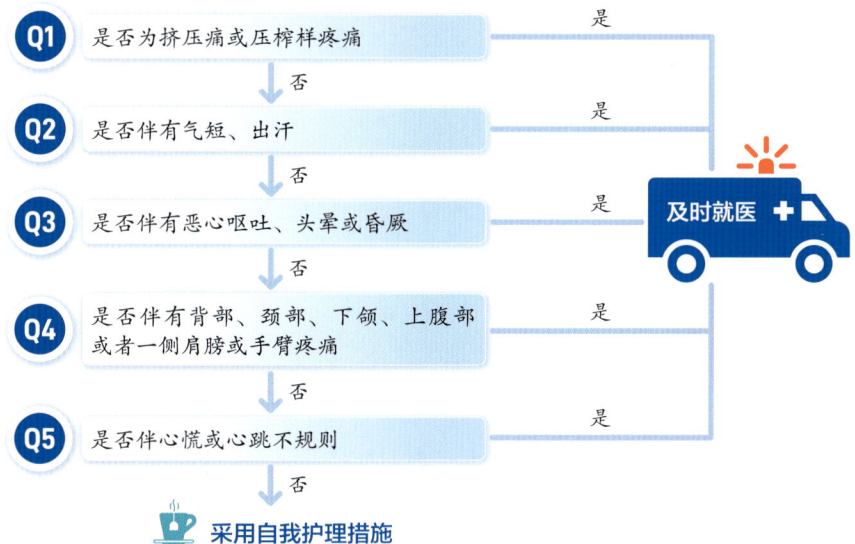

（二）自我护理措施

- 若胸痛持续时间小于 30 秒，可排除是心脏疾病。
- 如果症状难忍，可以酌情使用非处方药（硝酸甘油片等）临时缓解症状，有条件者应及时就医。

四、心悸（Palpitation）

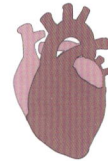

（一）症状特点及致病原因

心悸是指患者能感知到自己的心跳。感觉像被重击或心脏产生的快速一连串的扑动，也可以存在其他伴随症状，例如胸部不适或气短。若你感到心悸，请使用以下自评流程图。

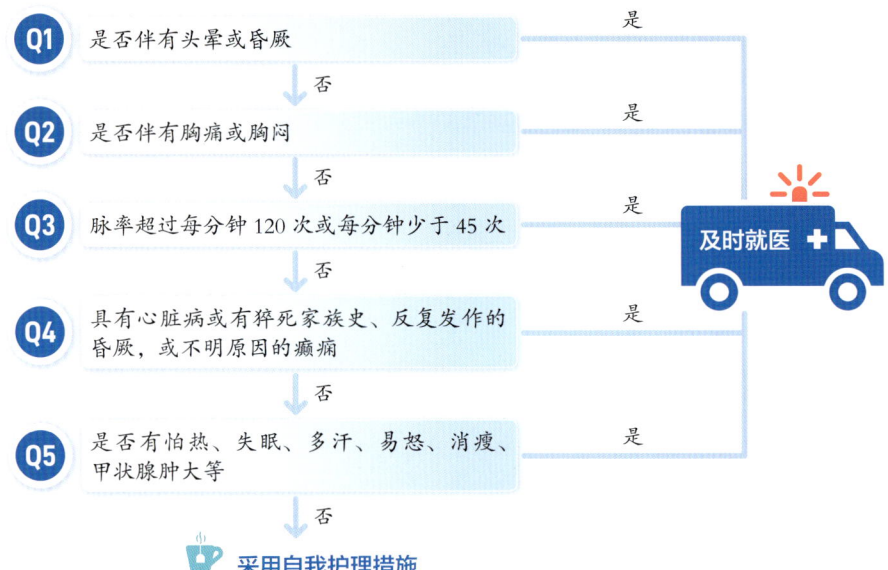

（二）自我护理措施

- 有心悸和昏厥、胸痛或呼吸急促等任何上述症状者应马上去医院看急诊。
- 无上述症状，偶发或曾经发生过心悸者应向医生咨询。
- 有心悸者应避免情绪激动、剧烈运动等因素加重病情。

医生将根据患者的年龄、基础状况和其他症状决定需要采取何种措施。

五、腹痛（Abdominal pain）

（一）症状特点及致病原因

腹痛很普遍且通常较轻微，然而迅速出现的持续腹痛需引起重视，年轻人较老年人来说，腹痛的病情可能相对更重。若你感到腹痛，请使用以下自评流程图。

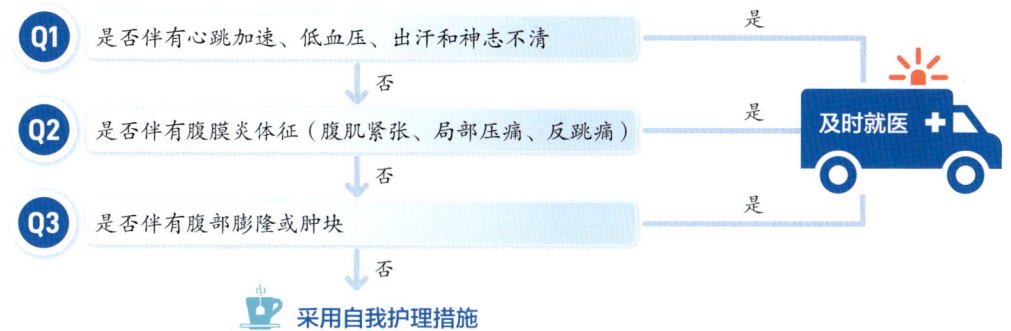

（二）自我护理措施

- 选取舒适体位卧床休息，稳定情绪，采取听音乐等方法转移注意力。
- 避免进食刺激性食物或暂时禁食，局部热敷肚脐部，还可顺时针按揉腹部。
- 出现上述危险症状的患者应立刻去医院就诊，未出现危险症状的患者应在当天就诊。

六、胃灼热（Heartburn）（烧心、反酸）

（一）症状特点及致病原因

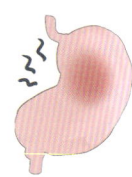

胃灼热是剑突、胸骨下部或上腹部的一种灼热感或发热感，通常发生在饭后、弯腰或躺下的时候。胃灼热可能是由于吃的某些食物、药物或胃溃疡引起，饮酒、吸烟、精神压力、体重超重往往会加重症状。若你感到胃灼热，请使用以下自评流程图。

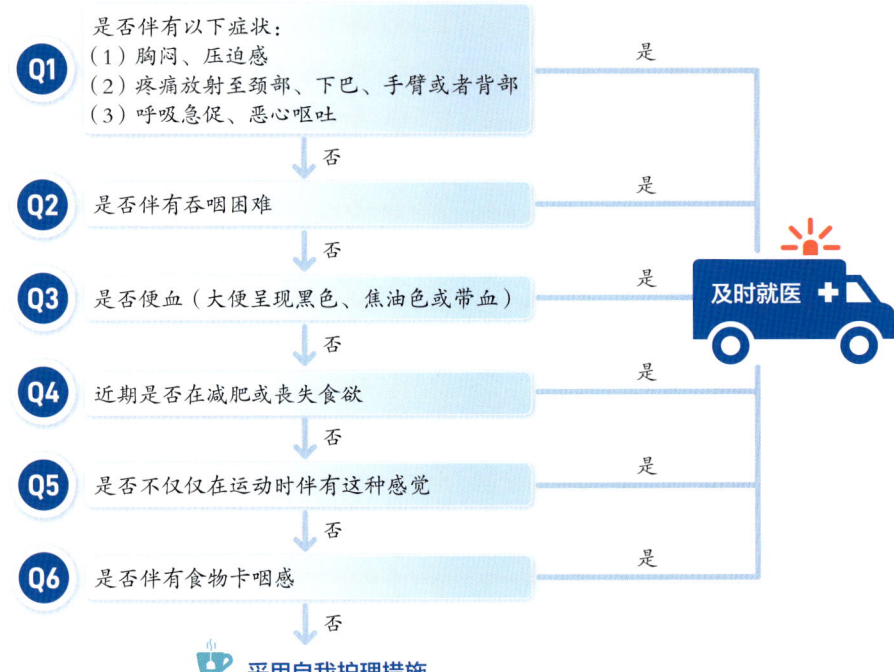

（二）自我护理措施

- 避免食用诱发或加重胃灼热的食物或饮料。
- 进食时坐直身体，吃完后站起来或走动一下。
- 慢速进食，咀嚼食物，避免一次进食过多和饮酒。
- 若夜间出现烧心、反酸，把床头抬高，睡前2~3小时不吃东西。
- 可用非处方药缓解症状（如铝碳酸镁片等）。

七、腹胀（Abdominal distension）

（一）症状特点及致病原因

通常是由多种病因导致的腹部内积液、积气或者肿块，这些水、气及囊实性物质发展到一定程度后，导致患者自觉腹胀，或者肉眼观察到腹部膨隆。病因以消化系统疾病为主、其他系统疾病（心脏、肾脏、神经系统、免疫系统等）较为少见。若你感到腹胀，请使用以下自评流程图。

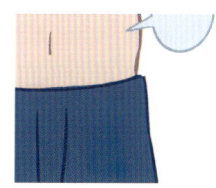

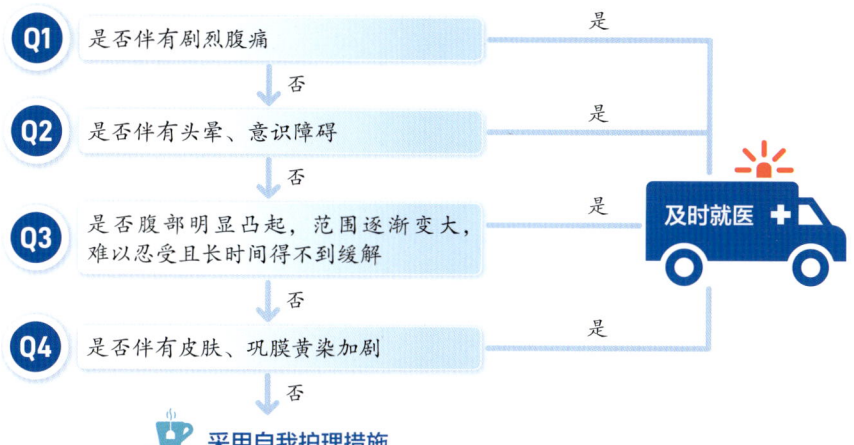

（二）自我护理措施

- 避免进食辛辣、刺激性、油腻的食物，不暴饮暴食。
- 戒烟戒酒，规律三餐，避免三餐不定时、不规律。
- 限制产气食物的摄入，如洋葱、芹菜、碳酸饮料等。
- 多饮水，保证排便通畅。

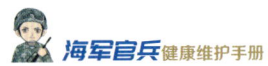

八、便秘（Constipation）

（一）症状特点及致病原因

排便次数减少，大便干结、量少，排便困难或排便费力、不舒服，那可能发生了便秘。若你有便秘症状，请使用以下自评流程图。

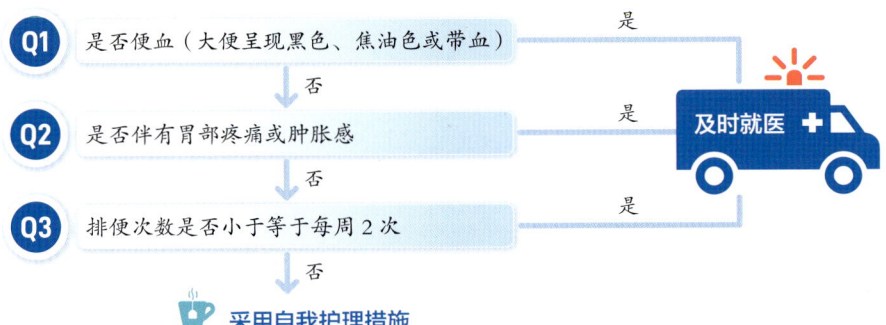

（二）自我护理措施

🔹 多喝水，水会帮助大便更容易排出。

🔹 多吃含高纤维的食物，如水果、蔬菜、全麦面包和麦片，纤维有助于大便排出。

🔹 增加体能锻炼，有助于保持排便的通畅。

🔹 偶尔可以尝试使用一次泻药（如乳果糖口服液）来排便，但不要频繁使用，避免产生药物依赖。

九、腹泻（含恶心、呕吐）(Diarrhea, include nausea and vomiting)

（一）症状特点及致病原因

年轻人恶心和呕吐的最常见原因是病毒感染，病毒也可导致腹泻（频繁的大便稀松）的发生。这种混合症状通常被称为"肠胃感冒"或"肠胃炎"。若你有腹泻症状，请使用以下自评流程图。

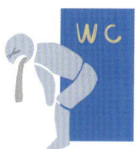

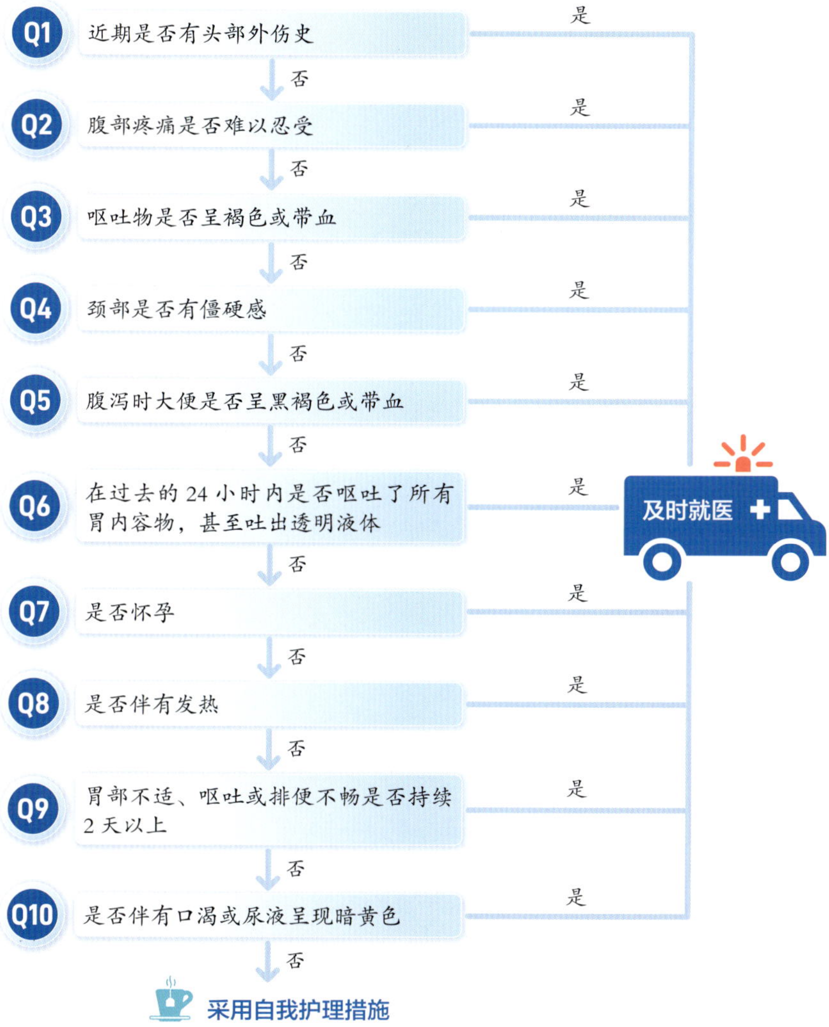

- **Q1** 近期是否有头部外伤史 — 是 → 及时就医；否 ↓
- **Q2** 腹部疼痛是否难以忍受 — 是 → 及时就医；否 ↓
- **Q3** 呕吐物是否呈褐色或带血 — 是 → 及时就医；否 ↓
- **Q4** 颈部是否有僵硬感 — 是 → 及时就医；否 ↓
- **Q5** 腹泻时大便是否呈黑褐色或带血 — 是 → 及时就医；否 ↓
- **Q6** 在过去的24小时内是否呕吐了所有胃内容物，甚至吐出透明液体 — 是 → 及时就医；否 ↓
- **Q7** 是否怀孕 — 是 → 及时就医；否 ↓
- **Q8** 是否伴有发热 — 是 → 及时就医；否 ↓
- **Q9** 胃部不适、呕吐或排便不畅是否持续2天以上 — 是 → 及时就医；否 ↓
- **Q10** 是否伴有口渴或尿液呈现暗黄色 — 是 → 及时就医；否 ↓ 采用自我护理措施

（二）自我护理措施

- 补充足量水和电解质。
- 尽可能多地休息，可以适当服用止泻药（如蒙脱石散等）来控制腹泻，必要时可口服抗感染药物（如盐酸小檗碱、诺氟沙星等）与益生菌制剂。
- 在你感觉好一些之前，应该避免吃固体食物，从吃简单、清淡的食物开始，如稀饭、面条、吐司或燕麦片。

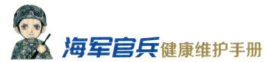

第三节 肌肉和骨骼

一、肌肉肿痛、瘀血（Muscle swelling, pain and blood stasis）

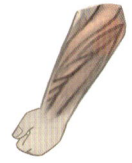

（一）症状特点及致病原因

肌肉疼痛多发生于锻炼或其他体力活动后，也可能是被球类等硬质物品击中所致。如果你的一块肌肉有肿胀、疼痛、触痛、发热或淤血现象，请使用以下自评流程图。

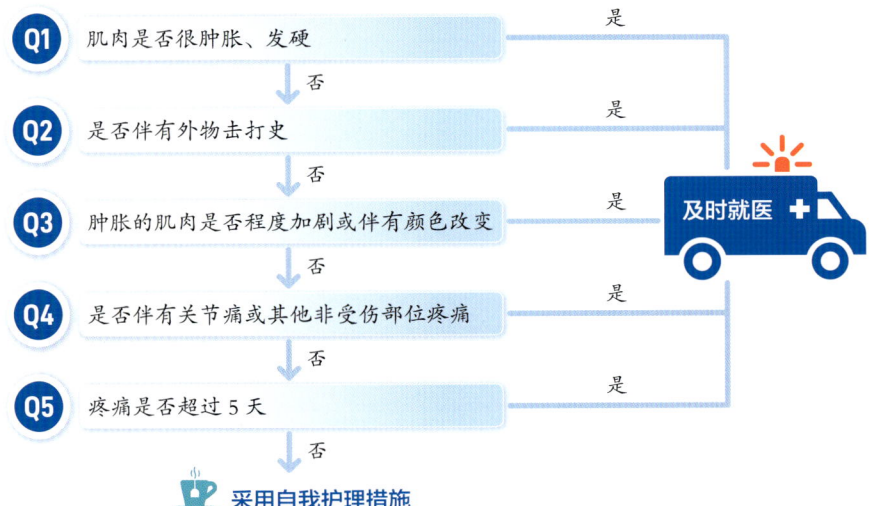

- Q1 肌肉是否很肿胀、发硬 —是→ 及时就医
- 否↓
- Q2 是否伴有外物击打史 —是→ 及时就医
- 否↓
- Q3 肿胀的肌肉是否程度加剧或伴有颜色改变 —是→ 及时就医
- 否↓
- Q4 是否伴有关节痛或其他非受伤部位疼痛 —是→ 及时就医
- 否↓
- Q5 疼痛是否超过5天 —是→ 及时就医
- 否↓
- 采用自我护理措施

（二）自我护理措施

💊 RICE 措施：

Rest（休息）：尽量让受伤的部位休息 1~2 天。

Ice（冰敷）：将冰块等冷物敷在伤处 20 分钟。在受伤 48 小时内，每隔 2~3 小时重复一次。如果不得不参与活动，请在活动结束后立即冰敷。使用冰袋时注意用毛巾包裹，以防皮肤冻伤，受伤 48 小时内不用热敷。

Compression（加压包扎）：用弹性袖子或弹性绷带包裹在受伤区域减轻肿胀。注意不要包得太紧以免影响血液循环。

Elevation（抬高）：如果可以，将受伤部位抬高至胸部水平以上，以减轻肿胀。

💊 必要时可使用非处方药（如布洛芬或阿司匹林等）以减少疼痛与肿胀。扑热息痛（对乙酰氨基酚）也是一种止痛药，但不会减轻肿胀。

💊 可按揉血海穴（用掌心盖住膝盖骨，右掌按左膝，左掌按右膝，五指朝上，手掌自然张开，大拇指端下面便是此穴），活血化瘀止痛。

注意：当肌肉疼痛影响正常工作时需请病假治疗、休养，服用任何药物应先明确病因。

二、腰腿痛（Lumbago and leg pain）

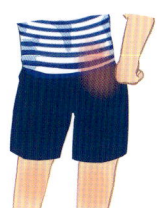

（一）症状特点及致病原因

腰腿痛通常是指人体胯上、肋下部位发生的疼痛并且伴随一侧或双侧下肢疼痛。若你感到腰腿痛，请使用以下自评流程图。

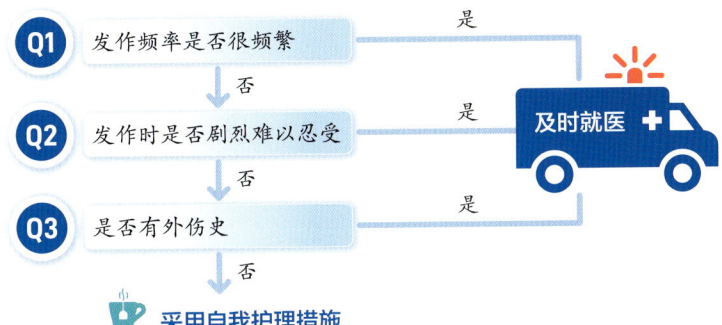

（二）自我护理措施

- 口服非甾体抗炎药止痛：按说明书自行服用非甾体消炎药（布洛芬等）；但若感胃部不适，应立即停药并及时就医。
- 外用止痛膏药镇痛：在无皮肤破损的情况下，患者可以选择自行购买外用止痛贴膏镇痛。但若发生红肿、瘙痒、起水泡、溃烂等过敏表现，应立即停用并及时就医。
- 理疗：患者可以视自身感觉，使用热敷、冷敷、按摩、红外线理疗仪等方式，来减轻疼痛。
- 必要时可佩戴护腰（腰托），保护腰部。
- 中医按摩：可按摩承山、昆仑、伏兔、环跳等穴位缓解疼痛。

注意：当腰腿痛影响正常工作时需请病假治疗、休养，服用任何药物应先明确病因。

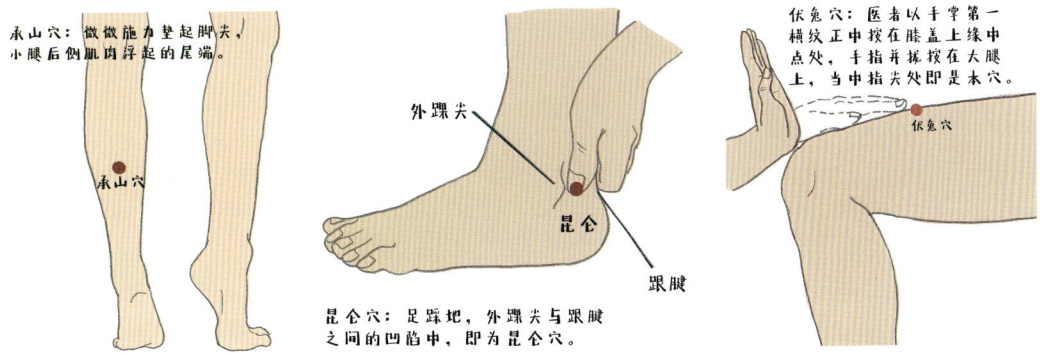

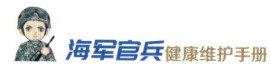

三、关节疼痛（Pain in joints）

（一）症状特点及致病原因

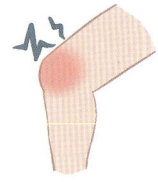

关节分布在人体肩部、脊椎、肘部、手腕、手指、臀部、膝盖、脚踝或脚等身体弯曲活动的部位。过多使用或以错误方式使用都会对关节造成伤害，如关节疼痛、肿胀、僵硬、发红、瘀伤，其中劳损和扭伤是导致关节疼痛的最常见原因。若你有关节疼痛，请使用以下自评流程图。

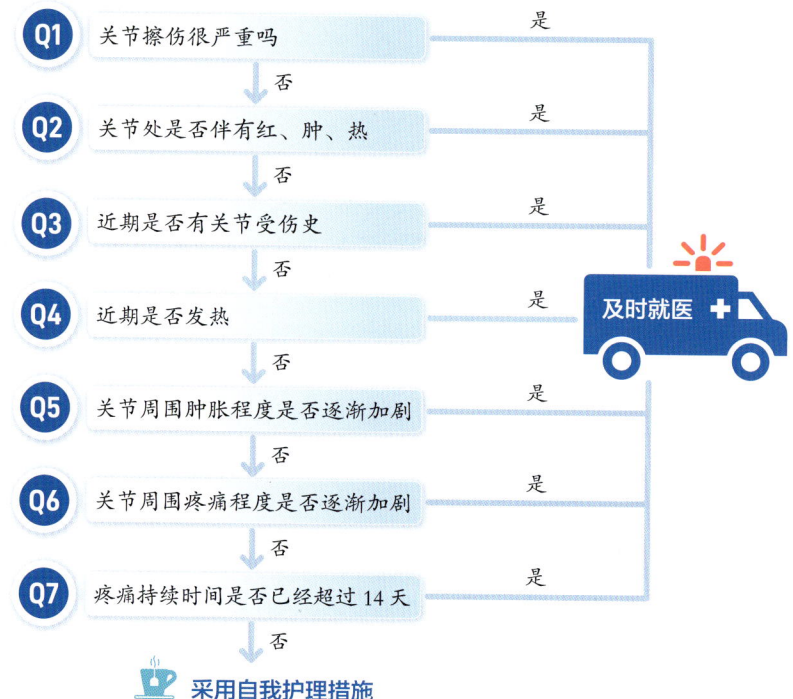

（二）自我护理措施

🔹 RICE 措施：

Rest（休息）：尽量让受伤的部位休息 1~2 天。

Ice（冰敷）：在受伤的关节上冷敷 20 分钟。在受伤 48 小时内，每隔 2~3 小时重复一次。如果不得不参与活动，请在活动结束后立即冰敷。使用冰袋时注意用毛巾包裹，以防皮肤冻伤，受伤 48 小时内不用热敷。

Compression（加压包扎）：用弹性袖子或弹性绷带包裹在受伤的关节上有助于减轻肿胀。注意不要包得太紧以免影响血液循环。

Elevation（抬高）：如果可以，将受伤部位抬高至胸部水平以上，以减轻肿胀。

🔹 必要时可使用非处方药（如布洛芬或阿司匹林等）以减少疼痛与肿胀。扑热息痛（对乙酰氨基酚）也是一种止痛药，但不会减轻肿胀。

四、后背痛（Back pain）

（一）症状特点及致病原因

背部疼痛，在官兵中十分常见，特别是下背部疼痛，或伴随僵硬感，由多种原因引起，如受伤、姿势不当或床垫太软等。若你出现背痛，请使用以下自评流程图。

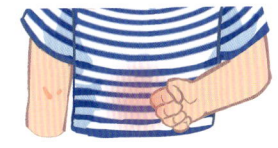

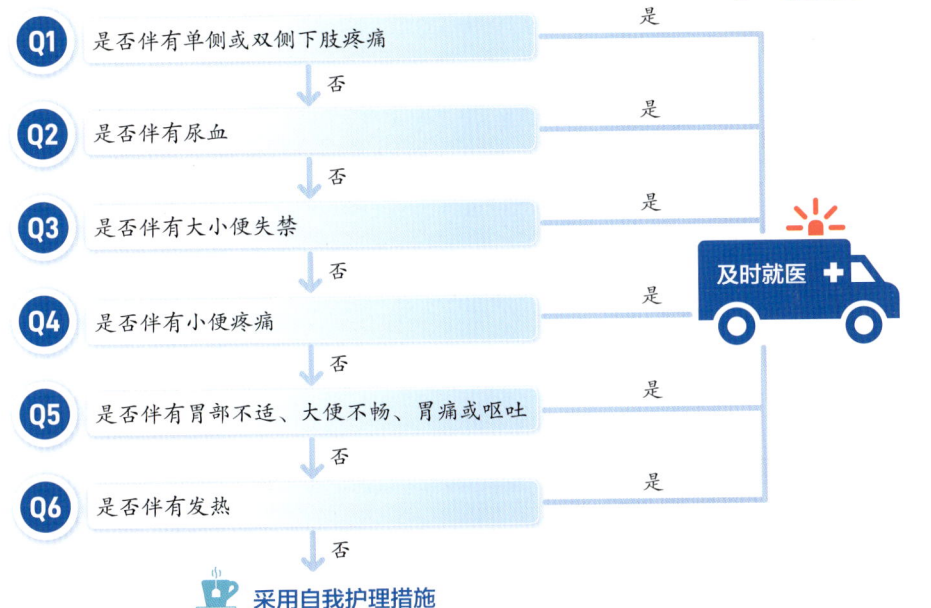

（二）自我护理措施

🔵 按照说明书使用非处方止痛药，如扑热息痛（对乙酰氨基酚）、布洛芬或阿司匹林等。

🔵 把冰袋放在患处冰敷 20 分钟。在受伤 48 小时内，每隔 2~3 小时重复一次。如果不得不参与活动，请在活动结束后立即冰敷。使用冰袋时注意用毛巾包裹，以防皮肤冻伤。受伤后 48 小时内不要热敷。

🔵 受伤急性期过后（一般 48 小时后），可使用加热垫或热敷帮助缓解疼痛。

🔵 睡硬板床（上面需垫 3~5cm 的软垫以符合人体颈椎正常曲线）可能对缓解背痛有所帮助。

🔵 最好的治疗是预防，疼痛恢复后应及时开展锻炼，增强背部的肌肉力量。

注意：当背部疼痛影响正常工作时需请病假治疗、休养，服用任何药物应先明确病因。

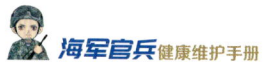

第四节 皮肤

一、皮肤瘙痒与皮疹（Skin itching and rash）

（一）症状特点及致病原因

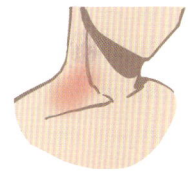

皮肤瘙痒会让人们忍不住去挠。挠痒可以暂时止痒，但可能会损伤皮肤，有时会导致更痒（痒—抓循环）或感染（称为继发性感染）。随着时间的推移，皮肤会过度角化和形成鳞屑（称为苔藓样变）。若你感到皮肤瘙痒与皮疹，请使用以下自评流程图。

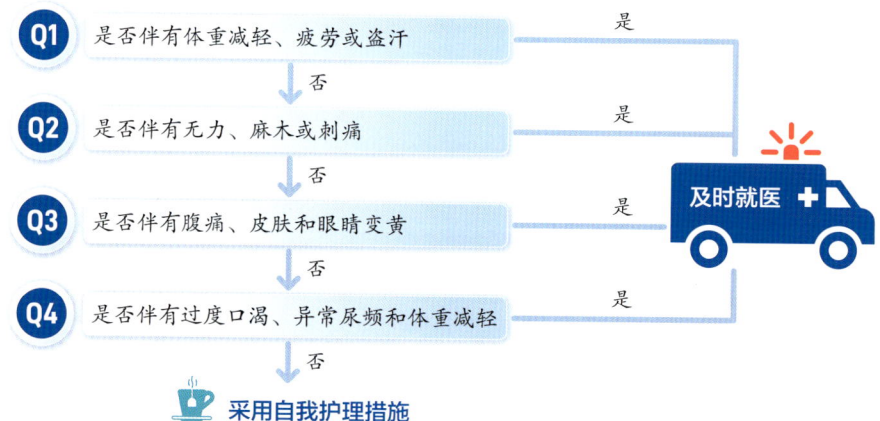

（二）自我护理措施

🔖 很多情况下瘙痒是由皮肤干燥引起的，而干燥通常是过度洗澡和清洗引起的，所以应适当减少清洗次数，在洗澡时使用温水代替热水，少用肥皂等清洁剂。避免过度摩擦干燥的皮肤，在清洗后使用保湿霜护理皮肤。

🔖 必要时可适当采取外用止痒治疗，如使用含有糖皮质激素、薄荷脑、樟脑、普莫卡因或辣椒素的止痒洗剂或乳膏。

注意：当皮肤瘙痒或皮疹影响正常工作时需请病假治疗、休养，在服用任何药物前应先明确病因。

二、蛇咬伤（Snake bites）

（一）症状特点及致病原因

全球 3 000 多种蛇中约有 15% 为毒蛇，大多属于眼镜蛇科和蝰蛇科两大家族。毒蛇咬人时毒液会通过毒牙注入人体，少部分没有毒液注入的毒蛇咬伤叫作干咬。若你被蛇咬伤，请使用以下自评流程图。

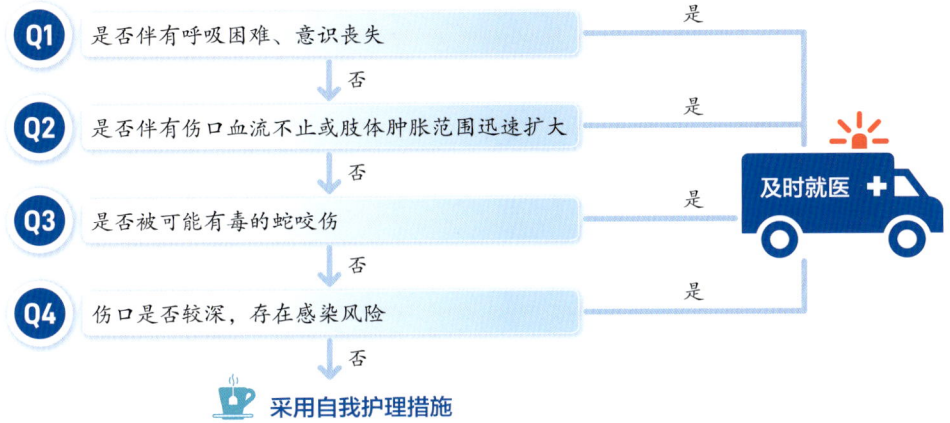

（二）自我护理措施

- 尽量看清并记住蛇的样子，以便描述给急救人员帮助其鉴别蛇的种类。
- 尽快移动到不会被蛇再次攻击的安全区域。
- 保持冷静，尽量不要活动。保持静止状态有助于防止毒液扩散，同时在伤口上方的近心端扎止血带或者绷带加压包扎，可延迟蛇毒扩散。
- 不要切开伤口或试图吸出毒液、不要使用止血带或采取冷敷、不要服用含有酒精或咖啡因的饮料或药物。

注意：当被蛇虫咬伤切莫惊慌，保持冷静，向同伴呼救的同时做好自我护理，等待下一步救援。

三、擦伤、割伤、刺伤（Abrasions，cuts and punctures）

（一）症状特点及致病原因

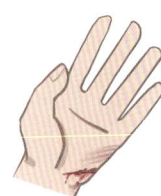

刺伤通常是由尖锐的物体造成，如大头针、针、钉子和电线。穿刺伤感染风险高，特别是较深的伤口应警惕破伤风感染。动物或人类的咬伤也需得到重视。小而浅的伤口通常可通过自我护理措施康复，较大或看起来可能具有被感染风险的伤口需要医疗救治。如果你的皮肤被割或刺伤，请使用以下自评流程图。

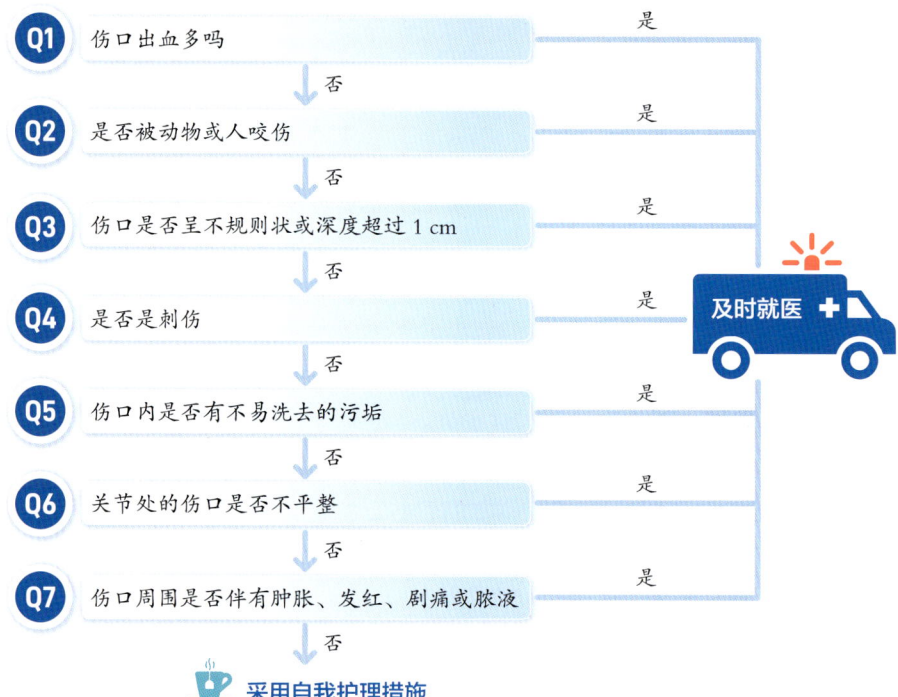

（二）自我护理措施

- 用生理盐水或凉白开冲洗伤口。
- 用肥皂和水在伤口周围擦拭。尽量避免把肥皂水弄进伤口。
- 在伤口上施加压力，直到止血成功，但注意不要完全遮盖伤口，除非伤口与衣服容易发生摩擦或会被弄脏。
- 用酒精消毒过的镊子或木签清除伤口上的污垢或碎石。
- 必要时，可以在伤口上按说明书使用局部抗生素治疗。
- 可以使用创可贴等无菌敷料覆盖伤口，直到伤口愈合。
- 必要时可用阿司匹林、对乙酰氨基酚、布洛芬等药物止痛。

注意：如果伤口没有像预期的那样愈合，请立即就医。

四、晒伤（Sunburn）

（一）症状特点及致病原因

晒伤是指皮肤在阳光下暴露一段时间后，出现发红甚至肿痛。轻微晒伤通常可通过自我护理措施来解决，严重的晒伤需要治疗。若你被晒伤，请使用以下自评流程图。

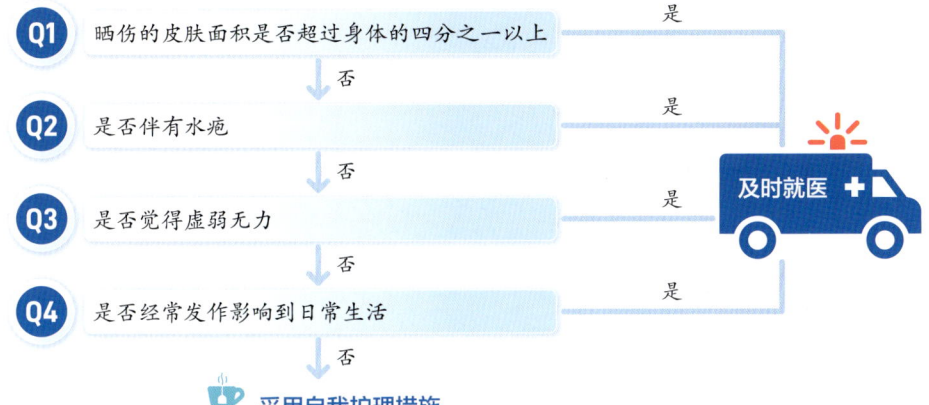

- Q1 晒伤的皮肤面积是否超过身体的四分之一以上 —是→ 及时就医
- 否↓
- Q2 是否伴有水疱 —是→ 及时就医
- 否↓
- Q3 是否觉得虚弱无力 —是→ 及时就医
- 否↓
- Q4 是否经常发作影响到日常生活 —是→ 及时就医
- 否↓
- 采用自我护理措施

（二）自我护理措施

- 避免长时间暴晒，减少接触阳光等刺激因素。
- 可以使用炉甘石洗液（按说明书使用）涂抹在晒伤部位。

注意：如果症状在2~3天内没有消失，请立即就医。

五、鸡眼、胼胝（Corns and calluses）（足部及全身）

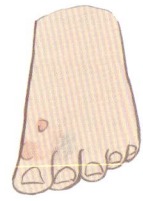

（一）症状特点及致病原因

鸡眼是常发生的小足趾上表面（特别是关节上）硬的锥形状突起。胼胝是指通常位于手掌或脚掌上较平坦的皮肤增厚。鸡眼和胼胝通常由间歇性摩擦和压力引起，特别是穿较紧鞋子或不合脚鞋子。若你有疣、鸡眼与水疱，可以使用以下自评流程图。

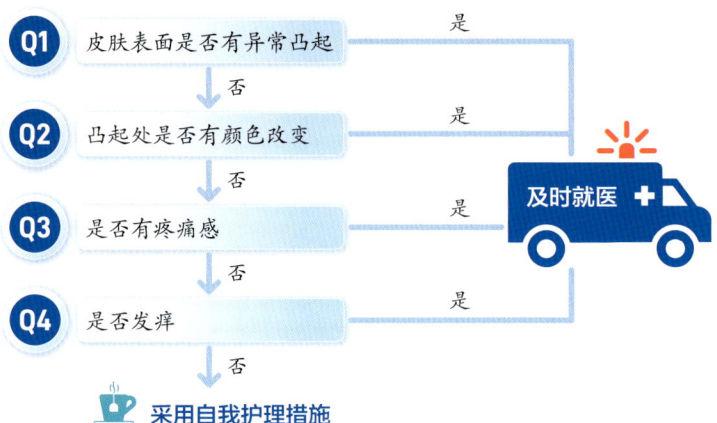

（二）自我护理措施

🔹 使用趾甲锉、金刚砂板或浮石磨平胼胝（增厚皮肤）。

🔹 为防治鸡眼，应使用合脚的、具有缓冲作用的鞋垫，使脚部受累区域的分布压力均衡。

🔹 在鞋底疼痛位置剪个小洞也有助于减轻压力和疼痛。

🔹 由于鸡眼、胼胝、跖疣非常相像，必要时可寻求医生鉴别。

六、脚气（Athlete's foot）

（一）症状特点及致病原因

脚气是由真菌感染引起的一种常见皮肤病，皮肤损害常表现在单侧（或单脚）。脚气通常表现为脚趾间的小水疱，可导致瘙痒和疼痛，也可能引起龟裂或鳞屑。引起脚气的真菌喜欢生活在潮湿、温暖和黑暗的环境，如淋浴间、胶靴和旧跑鞋，可在身体易潮湿的部位引起感染，比如腹股沟、腋窝和女性乳房下。若你有类似脚气的症状，请使用以下自评流程图。

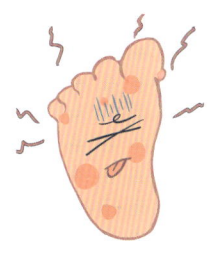

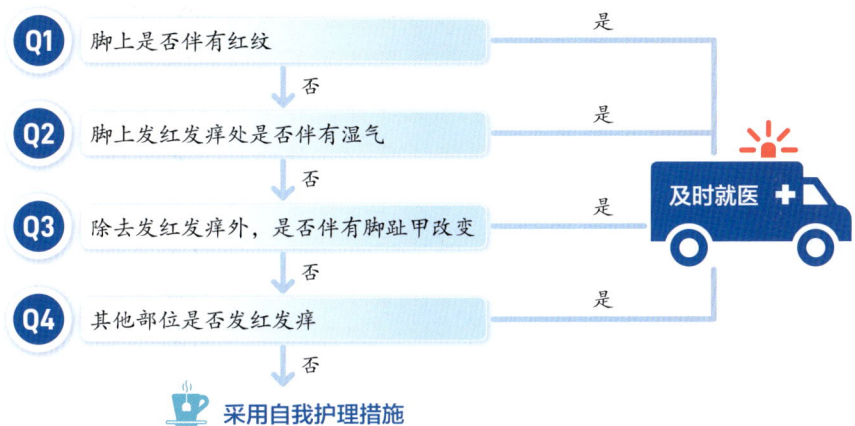

（二）自我护理措施

- 每天洗脚。
- 洗脚后及时擦干，特别是脚趾之间。
- 注意卫生，一天至少换一次袜子和鞋子。
- 可在靴子、鞋子内部撒抗菌粉消毒杀菌。
- 按照说明书使用非处方药（如酮康唑等抗真菌乳膏）。
- 为防止真菌交叉感染，请不要光脚进入公共淋浴区。

注意：如果症状在7~10天内还没有消除，请及时就医。

第五节 全身症状

一、发热（Fever）

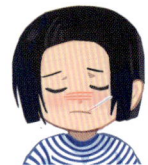

（一）症状特点及致病原因

发热是身体抵抗疾病的一种方式，表现为体温升高。发热本身通常并不严重。然而，发热合并其他症状可能表明存在健康问题。若你有发热症状，请使用以下自评流程图。

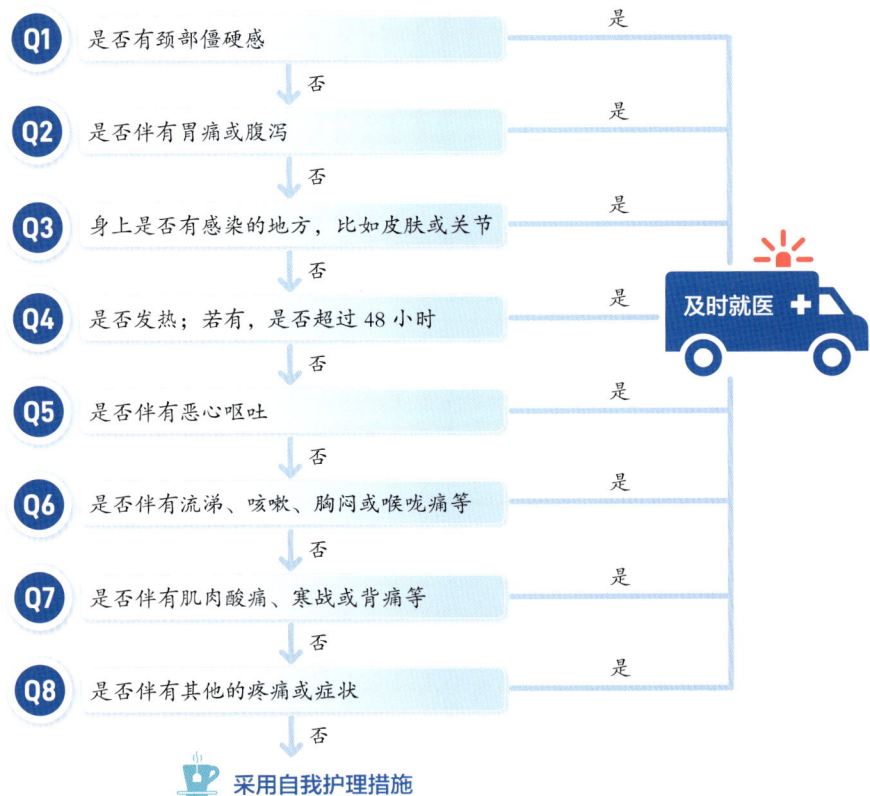

- Q1 是否有颈部僵硬感
- Q2 是否伴有胃痛或腹泻
- Q3 身上是否有感染的地方，比如皮肤或关节
- Q4 是否发热；若有，是否超过48小时
- Q5 是否伴有恶心呕吐
- Q6 是否伴有流涕、咳嗽、胸闷或喉咙痛等
- Q7 是否伴有肌肉酸痛、寒战或背痛等
- Q8 是否伴有其他的疼痛或症状

（是 → 及时就医；否 → 采用自我护理措施）

（二）自我护理措施

- 多喝水，每小时至少喝一杯水。喝不含咖啡因的饮料，比如果汁、姜汁、汽水等。
- 适度降温，用温水擦拭身体，或在额头上敷上一块拧干的凉巾，或使用酒精擦拭腋下降温。
- 按照医嘱服用非处方药退热，如布洛芬、对乙酰氨基酚等。

二、寒冷冻伤（Cold and frostbite）

（一）症状特点及致病原因

寒冷天气的伤害可从轻微的皮肤皲裂发展到危及生命的低体温。为了避免寒冷伤害，需要做好防寒准备，如穿着合适保暖的衣服，保持身体干燥，按时吃饭等，适当锻炼运动让血液流通到身体各个部位。需注意的是，寒冷天气的伤害可能会在不知不觉中发生。注意皮肤发红、刺痛，身体麻木，说话含糊，身体协调性差等症状及体征，这些都可能是寒冷冻伤的表现。若你发生寒冷冻伤，请使用以下自评流程图。

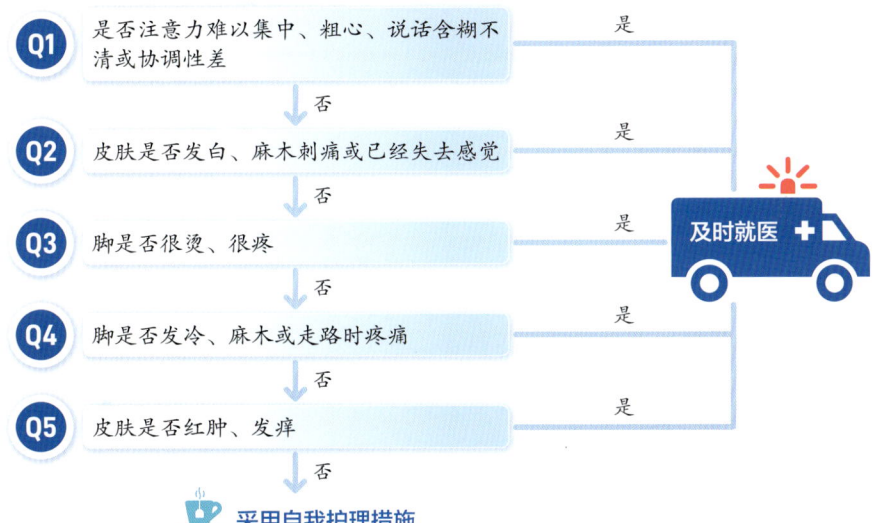

（二）自我护理措施

🔹 不要用力摩擦那些感觉被冻伤的皮肤部位，容易造成皮肤破损感染。

🔹 对于皮肤皲裂或长时间被风吹的情况，可使用保湿的乳液或面霜，并保护该区域免受风吹。

🔹 在嘴唇上涂上凡士林或润唇膏，防止嘴唇干裂。

🔹 注意天气预报，及时添加衣物与防寒护具。

三、高温中暑（Heat stroke）

（一）症状特点及致病原因

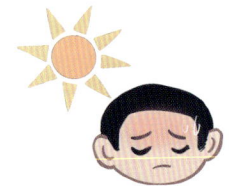

在户外炎热的天气下工作或活动可能会导致与高温有关的伤害。轻微的症状通常可以通过自我护理措施得到治疗，但更严重的症状需要就医治疗。若你发生高温中暑，可以使用以下自评流程图。

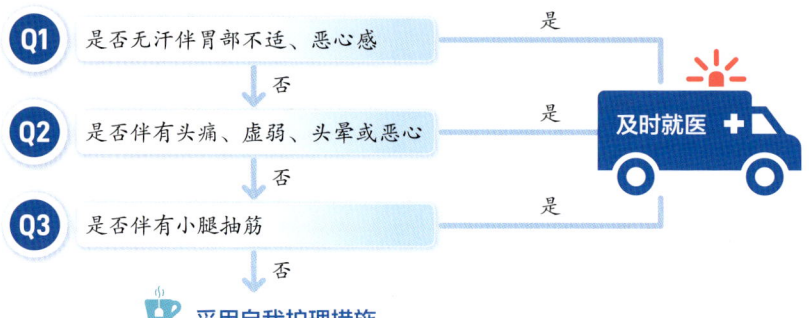

（二）自我护理措施

🔗 及时向上级报告，向周围战友求救。
🔗 转移到阴凉处。
🔗 脱去衣服，增加散热速度。
🔗 至少喝一壶凉水，但需要小口小口地喝。
🔗 把水倒在皮肤上，给自己扇扇子进行物理降温。

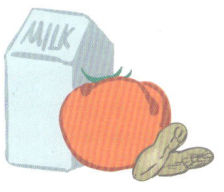

四、食物过敏（Food allergies）

（一）症状特点及致病原因

食物过敏是指对特定食物的异常免疫反应，主要有坚果、花生、贝类、鱼、牛奶、蛋、小麦和大豆等，症状有皮疹、哮喘、流涕，严重情况下甚至出现呼吸困难、休克等。皮肤针刺试验、血液检查以及食物排查有助于医生明确导致过敏的食物。唯一有效的治疗是避免食用导致过敏的食物。若你有食物过敏症状，请使用以下自评流程图。

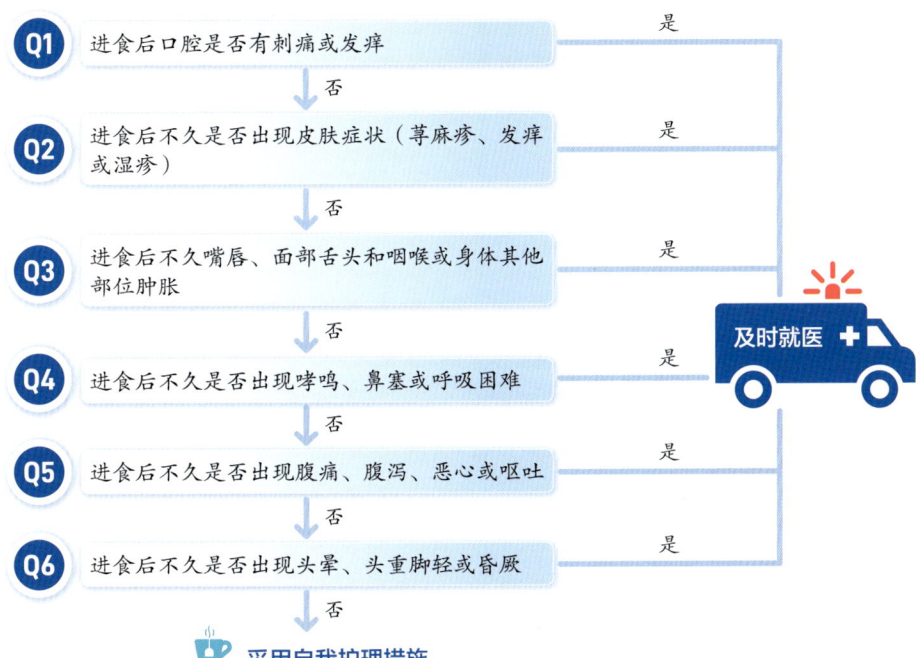

（二）自我护理措施

🔹 食物过敏的患者必须避免进食易致敏性食物。

🔹 严重食物过敏者常要随身携带抗组胺药（如氯雷他定），一旦出现过敏立即服用。在严重过敏反应（呼吸困难或过敏性休克）时紧急应用。

🔹 要提前告知医疗保障人员，备好肾上腺素等急救药品。

五、失眠和白天嗜睡（Insomnia and daytime sleepiness）

（一）症状特点及致病原因

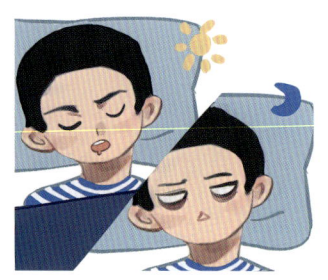

失眠是指难以入睡或保持睡眠、醒得很早，或者睡眠质量差，导致睡眠不足。白天过度睡眠指白天异常困倦或入睡。失眠和白天过度睡眠可能是由身体内部或外部原因引起的。某些疾病会导致失眠和白天过度睡眠，而有些疾病只会导致其中一种情况。某些人患有慢性失眠，但极少能查出明确的病因，可能与遗传因素有关。若你有失眠和白天嗜睡症状，请使用以下自评流程图。

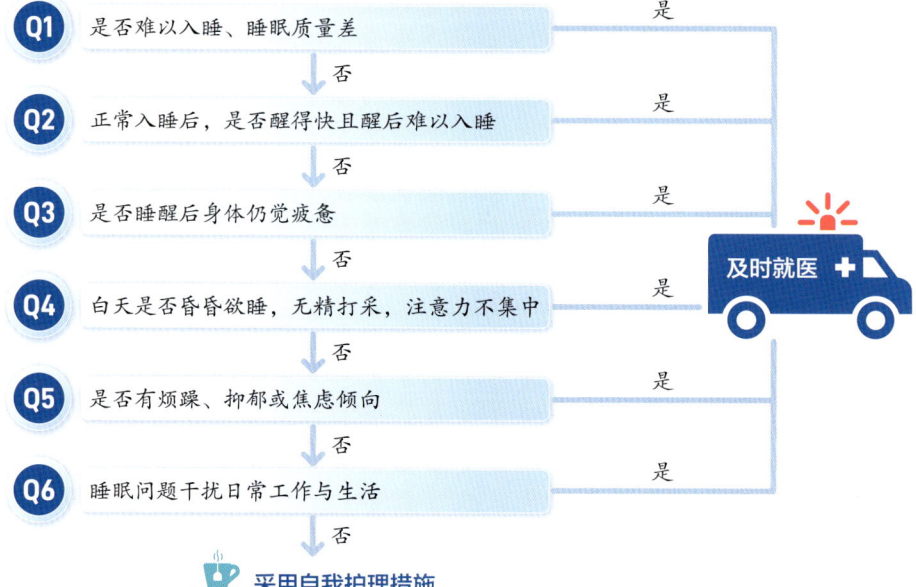

（二）警示体征

- 驾驶时或在其他潜在危险情况下入睡。
- 毫无征兆地频繁入睡。
- 睡眠时呼吸暂停或觉醒时伴喘息或窒息（由同宿者报告）。
- 睡眠时有暴力动作，伤害自己或他人。
- 梦游。
- 存在心脏或肺部疾病且病情不稳定。
- 肌肉无力发作（猝倒发作）。
- 最近发作过脑卒中。

注意：如果有警示体征，或与睡眠相关的症状干扰日常活动，应立即就医。如果健康者短期内（少于7~14天）有睡眠相关的症状，但没有警示体征，可尝试改变行为来帮助改善睡眠。如果这类改变在7天左右仍无效，应及时就医。

六、抑郁、应激或焦虑（Depression，stress or anxiety）

（一）症状特点及致病原因

抑郁是指显著持久的情绪低落、兴趣减退。焦虑则表现为与现实处境不符的过度担忧和紧张不安。应激是指由危险的或出乎意料的外界情况的变化所引起的一种情绪状态。抑郁、应激或焦虑会让你感到疲倦、困惑、内疚或自我评价低，甚至引起躯体化症状，如头痛、胃痛或腹泻。若你有抑郁、应激或焦虑症状，请使用以下自评流程图。

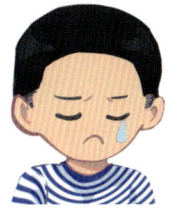

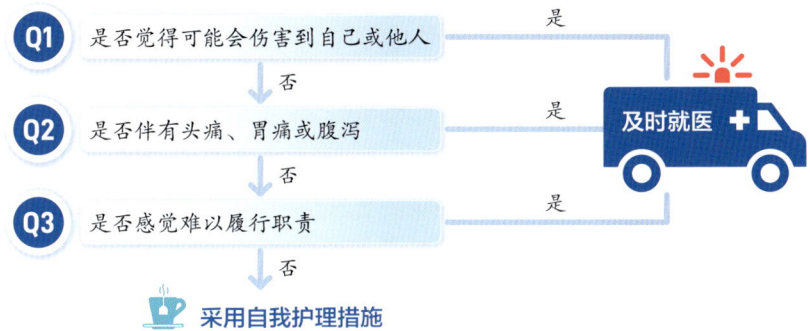

（二）自我护理措施

🔗 保持健康

（1）保证充足的睡眠——每晚8小时睡眠对大多数人来说都是有益的。

（2）健康、均衡地饮食。

（3）每天至少喝8杯水。

（4）保持体力活动。

🔗 学会放松

（1）学会放松或冥想。

（2）参加压力或愤怒管理课程。

（3）读一本好书或培养一些其他爱好来转移注意力。

（4）解决问题——投入工作（一种临时但有时很有用的应对方式）。

🔗 与人沟通

（1）找一个"跑步伙伴"——在类似情况下可以和你交谈的人。这个人可能是同事，可能是来自不同单位的人，可能是你钦佩的领导，也可能是同事。任何你觉得舒服的、正在处理类似压力或情绪的人。与人沟通，你可以制订目标，让你的情况变得更好。

（2）向别人倾诉你的问题：可以向配偶、家庭成员、朋友或心理学专业人士倾诉。

🔗 如果你觉得自己可能会伤害到自己或他人，请立即寻求专业帮助。

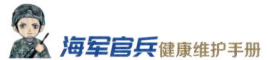

第六节 两性疾病

一、尿频、尿急、尿痛（Frequent, urgent and painful urination）

（一）症状特点及致病原因

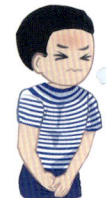

绝大多数人每天排尿 4~6 次，大多在日间。正常情况下，成人一天要排 700~2 000 mL 的尿液。多尿指尿量增多；尿频是指尿量正常但感觉需要更多次排尿，可伴随尿急感和排尿疼痛。若你有尿频、尿急、尿痛症状，请使用以下自评流程图。

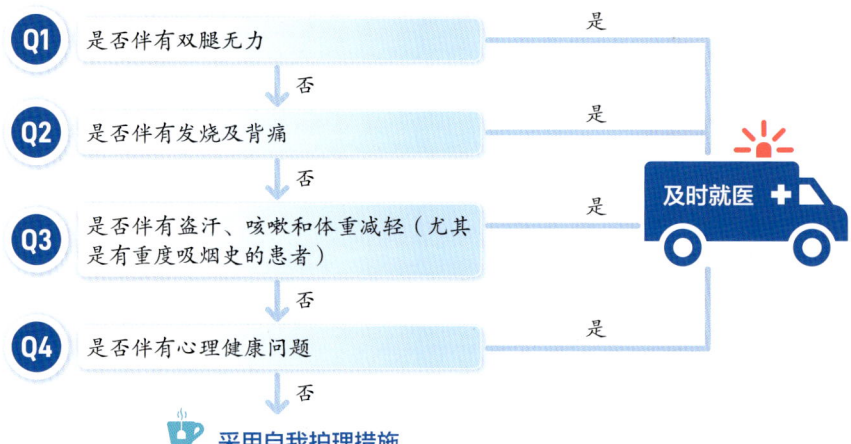

（二）自我护理措施

- 可通过减少咖啡或酒精摄入来缓解多尿。
- 受夜间醒来排尿（夜尿）而困扰的患者可能需要在睡前减少液体摄入。
- 尿频、尿急、尿痛常由慢性前列腺炎、尿路感染或泌尿系结石引起，建议就医进一步诊治。

二、包皮过长（Excessively long foreskin）

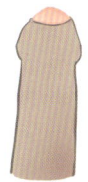

（一）症状特点及致病原因

包皮过长是指男性阴茎在自然状态下，阴茎头不能外露或仅有少部分外露，主要表现为阴茎头被包皮完全包住或包皮不能上翻，若未得到正确处理，可能会引起阴茎头炎、包皮炎。若你有包皮过长，可以使用以下自评流程图。

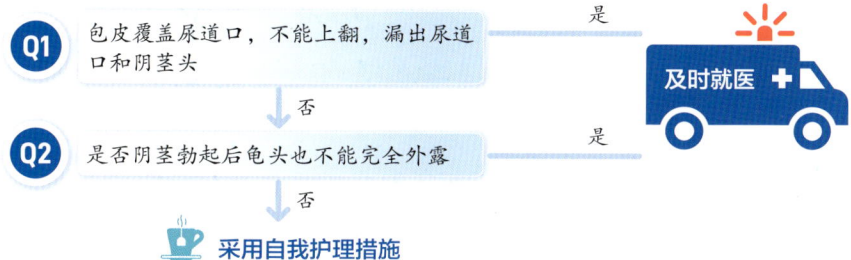

（二）自我检查方法

1. 观察包皮口大小：将包皮试行上翻，便可做出判断。
2. 嵌顿包茎时，水肿的包皮翻在阴茎头的冠状沟部，在其上缘可见到狭窄环，阴茎头呈暗紫色。
3. 如果包皮虽然能上翻露出龟头，但包皮口很小，盖住尿道外口，就称为包皮过长。

（三）自我护理措施

- 定期清洁阴茎头部、防止包皮垢的产生。
- 成年男性若没有进行包皮手术，在性生活前需注意个人卫生，防止并发症。

三、阳痿早泄（Impotence and premature ejaculation）

（一）症状特点及致病原因

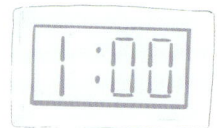

早泄是指射精过早，通常是在性交之前或刚开始性交之后。早泄通常是由于焦虑、其他情绪问题或者缺乏性经验所造成。若你有早泄，请使用以下自评流程图。

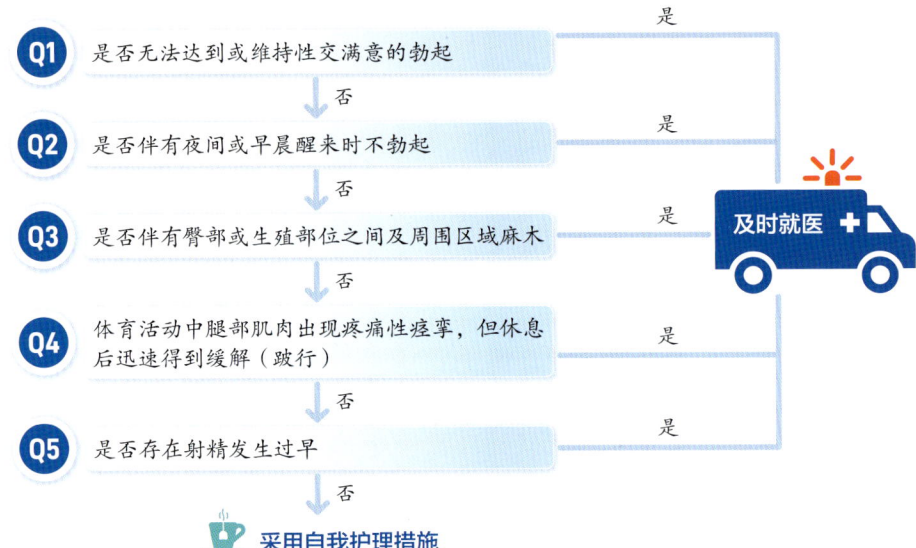

（二）自我护理措施

🔹 采取行为矫正疗法可以：

（1）帮助减轻你的焦虑。

（2）教你如何延缓射精。

🔹 医生可能还会让你采取一些措施来降低阴茎敏感度，例如：

（1）在性交时戴避孕套。

（2）性交前在阴茎上涂抹麻醉药。

（3）如果你看起来非常焦虑或不安，医生可能会开一些抗抑郁药。

🔹 延迟射精：

通过练习，几乎所有男性都可以学会将射精延迟 5~10 分钟或更长时间。这些技巧教你如何在没有射精的情况下被性唤起：

（1）动停法：当你感觉有射精冲动时停止性行为，在静止等待大约 30 秒后重新开始性行为。

（2）挤压法：当你感觉有射精冲动时停止性行为，挤压阴茎前端 10~20 秒，并在约 30 秒后重新开始。

你可以在手淫时先尝试这些技巧，之后可以和你的伴侣一起练习。

四、月经失调（Menstrual disorders）

（一）症状特点及致病原因

月经失调是妇科常见病，表现为月经周期或出血量的异常，可伴月经前、经期时的腹痛及全身症状。病因可能是病变或功能失常。若你有月经失调，可以使用以下自评流程图。

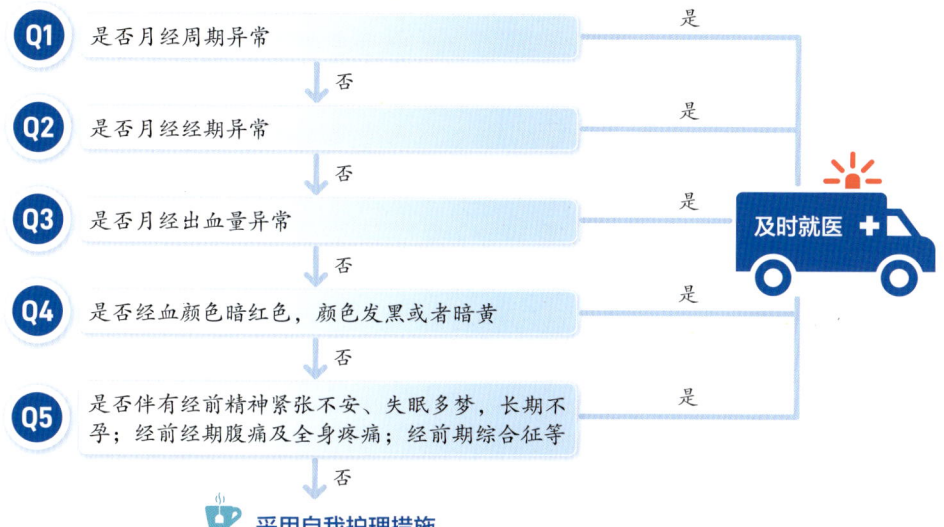

（二）自我护理措施

- 劳逸结合，注意休息，避免过度劳累。
- 规律饮食、作息，养成勤锻炼的习惯。
- 保持心情舒畅，不生闷气。
- 加强经期保暖，注意外阴部清洁，经期避免性生活，防止感染。

五、经前期综合征（Premenstrual syndrome）

（一）症状特点及致病原因

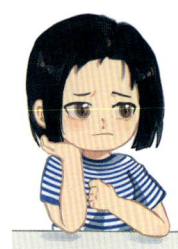

经前期综合征（PMS）是一组生理和心理症状，在月经开始前几天开始，通常在月经开始后结束。症状通常由女性每天记录，医生根据症状做出诊断。可以进食少量的糖、盐和咖啡因，以及运动帮助缓解症状，还可以服用止痛药、避孕药或者抗抑郁药物。因为很多症状（如情绪差、易怒、腹胀和乳房胀痛）都被认为是由于经前期综合征，因此定义和鉴别PMS比较困难。若你有经前期综合征，可以使用以下自评流程图。

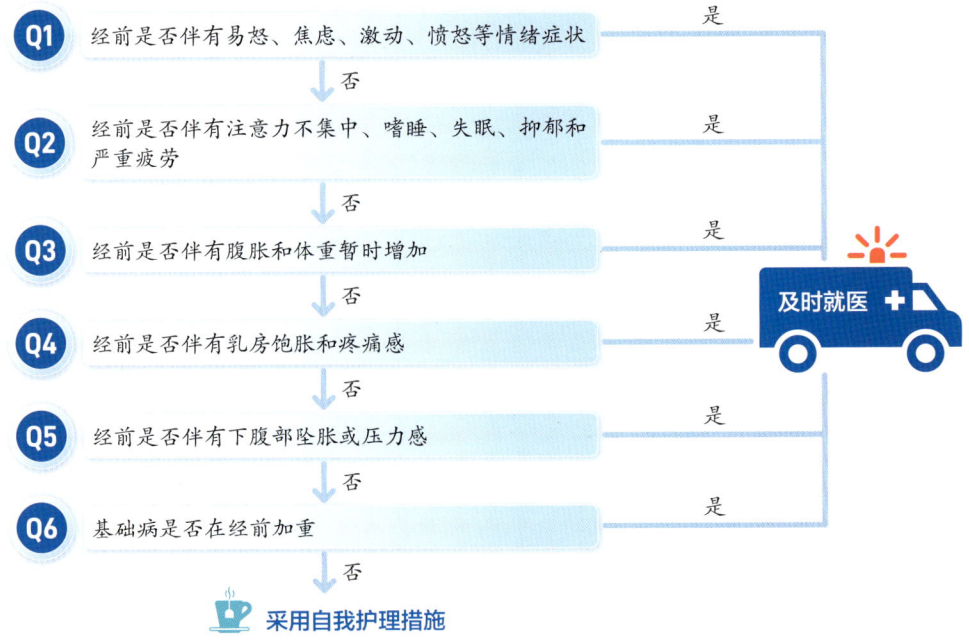

（二）自我护理措施

- 放松心情，保持积极乐观的态度。
- 深呼吸。
- 适当的运动。

六、阴道瘙痒或疼痛、分泌物异常（Vaginal itching/pain, abnormal secretions）

（一）症状特点及致病原因

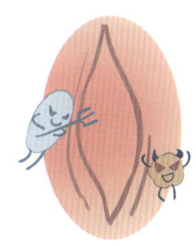

外阴及阴道炎症是妇科最常见疾病，各年龄组均可发病。外阴阴道与尿道、肛门毗邻，局部潮湿，易受污染；生育期妇女性活动较频繁，且外阴阴道是分娩、宫腔操作的必经之道，容易受到损伤及外界病原体的感染；绝经后妇女及婴幼儿雌激素水平低，局部抵抗力下降，也易发生感染。外阴及阴道炎可单独存在，也可两者同时存在。若你有阴道瘙痒或疼痛、分泌物异常，可以使用以下自评流程图。

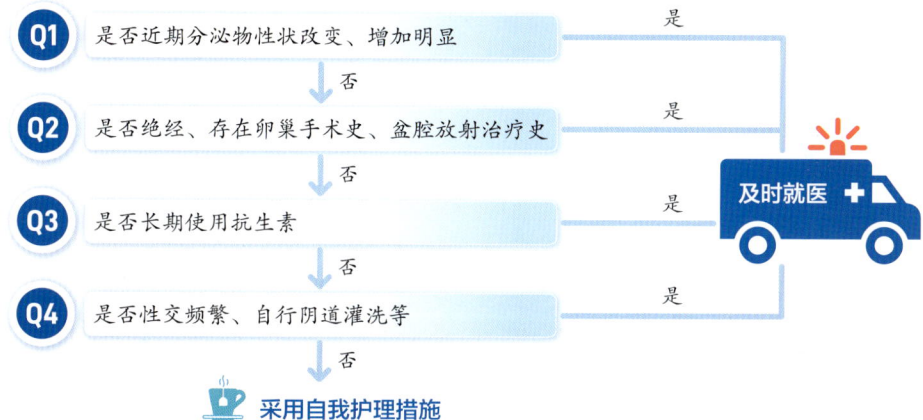

（二）自我护理措施

- 注意外阴定期清洁，每日更换内裤。
- 避免长期穿紧身化纤内裤或经期长时间使用卫生用品所导致的刺激。
- 消除病因、保持外阴清洁，必要时去医院就诊。

第五章

常用 OTC 药物及影像使用指南

非处方药,这种药不需要经过医生开处方,可自行购买使用。

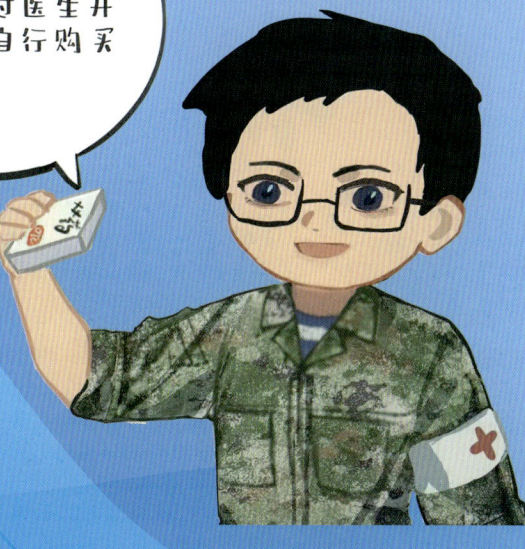

第一节 非处方药使用指南

OTC（over the counter）药物指非处方药，是指不需要凭借医生开具处方，可自行在药店或网上购买的药品。当好自己健康的第一负责人，自我健康维护的重要组成部分就是正确使用 OTC 药物。想要更好地发挥药效，你必须遵循用药指导。

一、当你需要服用药物时，你必须清楚以下基本问题

Name：药物名称是什么？
Indication：可以治疗或缓解哪些症状？
Dosage：药物的一次用量是多少？
Administration：服药该药物的时间？服用多久？
Note：是否应该避免与某些食物、饮料或其他药物同时服用？是否要避免某些行为？
Side Effects：可能产生的不良反应是什么？如果它们发生了我该怎么办？
Others：如果我错过了一剂药，我该怎么办？

常见问答

? 什么是"非处方"药物？

非处方药（OTC）是指通常无需医生开具的处方就可以从药店获得的药物。这些 OTC 药物可用于治疗轻微的疾病症状，如感冒、喉咙痛、腹泻等。OTC 药物在按说明使用情况下被认为是安全有效的。

? 通用名和商品名有区别吗？

通用名：即国际非专有名称，指在全世界都可通用的名称。如阿司匹林、对乙酰氨基酚等。

商品名（品牌名）：许多生产厂家或企业为了树立自己的形象和品牌，会给自己的产品注册商品名（品牌名），以示区别。如泰诺、康必得等。

对于一种药物的每一个"商品名"，都有一个"通用名"。例如，对乙酰氨基酚是泰诺的通用名。一旦制造商失去了销售某种药物的专利权，其他制药商就可以生产该药物并以其通用名销售。食品和药品管理局要求通用名药物必须含有与商品名药物相同的有效成分。通用名药物通常比商品名药物便宜。

? 应该如何使用非处方药？

在药店或网上购买的非处方药，都附有药物使用说明书，在买药后第一时间了解药物使用说明是很重要的。

? 应该如何储存药品？

储存药物的最佳地点是在凉爽、干燥的地方，避免阳光直射。热和湿气对许多药物都有影响，这就是为什么浴室是最难存放药物的地方。在野外，尽量将药物放在凉爽、干燥的地方。如使用密封塑料袋隔离空气中水分。

? 如果正在服用的药物并不能缓解症状，该怎么办呢？

如果药物在预期的时间段内没有缓解症状，或者如果病情进一步发展，就需要去医

院或门诊挂号，咨询医师。

❓ 如果平时服用其他药物，再使用 OTC 药物时需要注意什么？

当你在服用 OTC 药物时，注意药物之间的相互作用。如正在使用其他药品，使用本品前请咨询医师或药剂师。

❓ 从哪里可以获得关于药物的额外信息？

登录网站，搜索你想了解的药物信息，注意网站消息的真伪，请登录官方网站查询，如"国家药品监督管理局"网站 www.nmpa.gov.cn。同时将获取的信息咨询药剂师。

二、药物和你

1. 请列出你所有药物的清单，应该包括处方药、OTC 和保健品。
2. 告诉医生你的药物过敏史。
3. 请阅读所有药物上的标签。
4. 在使用前，请检查药物的有效期。
5. 如果一种药物看起来和你之前服用的药物不同，及时咨询医生或药剂师。

三、非处方药物的选择

以下列出了常用的部分非处方药药物。药物具体信息请仔细阅读药物说明书，尤其注意药物不良反应。服用任何一种药物前，你都要做到：

① 按指示服药；② 不超过推荐剂量；③ 请阅读所有药物使用说明书；④ 如有任何疑问及时咨询医生或药剂师。

💊 出现感冒、发热、头痛、关节痛等症状时，代表药物有：

① 对乙酰氨基酚缓释片；② 布洛芬缓释胶囊；③ 布洛芬缓释片；④ 阿司匹林等。

警告：此类药物具有一定胃肠刺激性，请在饭后服用。如果你患有胃溃疡，服用药物前，要咨询医师或药剂师。

💊 冬春季节，易患感冒，可常备感冒药有：

① 莲花清瘟胶囊；② 板蓝根颗粒；③ 双黄连口服液；④ 维 C 银翘片；⑤ 复方氨酚烷胺胶囊；⑥ 酚麻美敏片；⑦ 感冒清热颗粒等。

💊 若出现腹泻症状，代表药物有：

① 蒙脱石散；② 黄连素片等。

警告：服药期间注意避免驾驶和执行其他需要警觉性的任务。

💊 若出现便秘症状，代表药物有：

① 双歧杆菌三联活菌胶囊；② 开塞露；③ 乳果糖口服液等。

💊 若出现过敏症状可选抗组胺药，代表药物有：

① 阿司咪唑；② 氯雷他定；③ 西替利嗪；④ 马来酸氯苯那片等。

警告：服药期间注意避免操作机动车辆或机械设备。

💊 若出现咳嗽、咳痰症状可选镇咳祛痰药，代表药物有：

① 盐酸氨溴索片；② 盐酸氨溴索口服溶液；③ 盐酸溴已新片；④ 枸橼酸喷托维林片等。

💊 对于慢性鼻炎症状可选缓解鼻炎药，代表药物有：

① 布地奈德鼻喷雾剂；② 西替利嗪等。

🔖 **常见皮肤病，可选皮肤护理药有：**

代表药物	适应症
炉甘石洗剂	急性瘙痒性皮肤病，如湿疹和痱子
红霉素软膏	脓疱疮等化脓性皮肤病、小面积烧伤、溃疡面的感染和寻常痤疮
莫匹罗星软膏	局部外用抗生素，革兰阳性球菌引起的皮肤感染
复方酮康唑软膏	用于体癣，手、足癣，股癣

🔖 **跌打损伤，可常备药物有：**
① 红花油；② 云南白药气雾剂；③ 京万红软膏；④ 碘伏；⑤ 创可贴等。

🔖 **维生素与矿物质类，可常备药物有：**
① 复合维生素片；② 维 D 钙咀嚼片；③ 碳酸钙 D_3 片；④ 葡萄糖酸钙口服溶液；⑤ 多维元素片；⑥ 叶酸片；⑦ 维 C 片；⑧ 维生素 AD 滴剂等。

🔖 **消化问题，可常备药物有：**
① 维 U 颠茄铝胶囊；② 多潘立酮片；③ 奥美拉唑肠溶胶囊；④ 铝碳酸镁片；⑤ 乳酸菌素片；⑥ 健胃消食片等。

🔖 **妇科月经不调，可选用药物有：**
① 乌鸡白凤丸；② 舒肝颗粒；③ 加味逍遥丸；④ 妇科调经颗粒等。

第二节　影像检查的实用常识

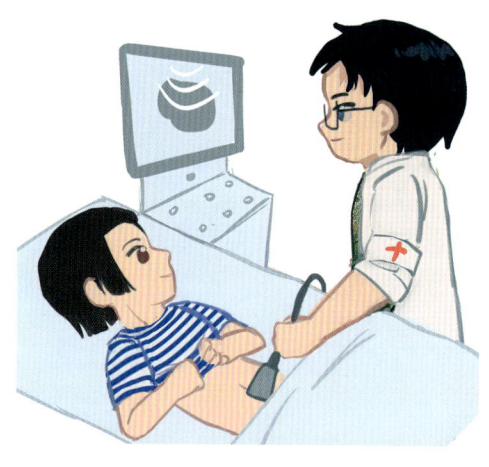

一、B超

（一）成像原理

B超是利用超声波穿透人体，声波遇到人体组织后产生反射波，反射的回声经过计算机处理，成为B超图像。这就好比挑选西瓜时，边敲边听，了解里面的情况。

（二）适用情况

B超操作便捷、检查速度快、显示方法多样，尤其对人体软组织的探测和心血管脏器的血流动力学的观察有独特优势，如浅表肿块、血管、穿刺定位等。B超无辐射，可用于孕妇体检，也能发现一些骨折等骨骼问题，避免X线损伤。

（三）缺陷

B超穿透力较弱，对空腔含气组织，如肺、肠等难以探测。病变较小或声阻抗差不大时，也很难在声像图上显示，如1 cm左右的肿瘤组织。

二、X线

（一）成像原理

X线检查有很强的穿透能力，检查时就像给身体拍了一张平面影像的照片，如同面包压扁，将人体三维结构，投照到二维平面上。

（二）适用情况

X线是观察骨骼简便的检查方式，价格低廉，整体观强。如果四肢、脊柱等部位出现外伤，怀疑骨骼受损以及无明显诱因突发骨骼急性疼痛或难以控制的慢性疼痛，一般优先选择X线检查。

（三）不足

X线检查只能提供平面影像，成像容易受衣物、首饰甚至过厚的软组织影响，造成结构重叠，观察受限。一般多用于粗看骨骼健康。过量的X线照射到生物机体时，可能造成生物细胞受到破坏。因此，一般情况下，孕妇、备孕等人群不建议做X线检查，以免影响胎儿生长发育。

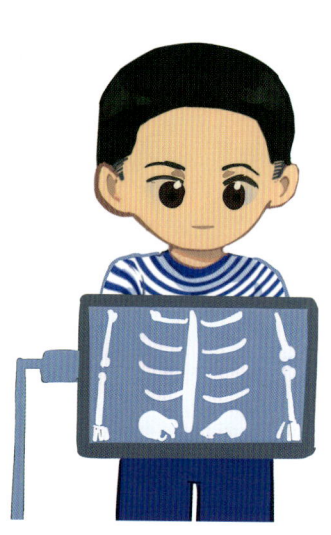

三、CT

（一）成像原理

CT 检查其实也是利用 X 线原理给身体拍照片，但要拍很多张，好像等间距将面包切片，然后再经计算机处理成像，可从多个平面观察组织结构，反映立体形态。

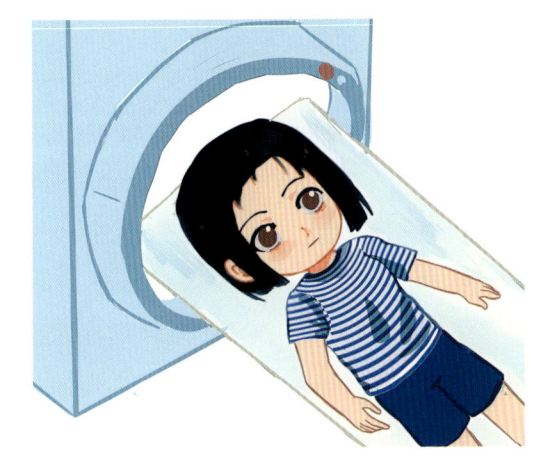

（二）适用情况

1. CT 在某种意义上可以说是 X 线检查的加强版，如果粗看 X 线片看不清楚，可以选择 CT 进一步细看。一般重要部位的 CT 检查，如头颅、胸腹、脊柱、骨盆等，优于常规 X 线。

2. CT 对胸部疾病，如肺部结节、淋巴结增大、气管狭窄、肺癌随访复查等有明显的临床价值。

3. CT 检查对中枢神经系统疾病、头颈部疾病的诊断、大血管检查等也有很大的优势，如颅内肿瘤、早期鼻咽癌的发现、冠心病的筛查等。

（三）不足

CT 辐射大于 X 线。X 线辐射剂量：0.2 mSv；CT 辐射剂量：2~15 mSv。世界卫生组织的标准是，人体每年接受的辐射量不要超过 5 mSv。

四、MRI

（一）成像原理

磁共振成像检查（MRI）利用强大的磁场，让身体中的水分振动起来，再平静下来，整个过程，经计算处理后，可观察到正常组织与患病部位之间的差异。所以，磁共振也被戏说为"摇摇看的检查"。

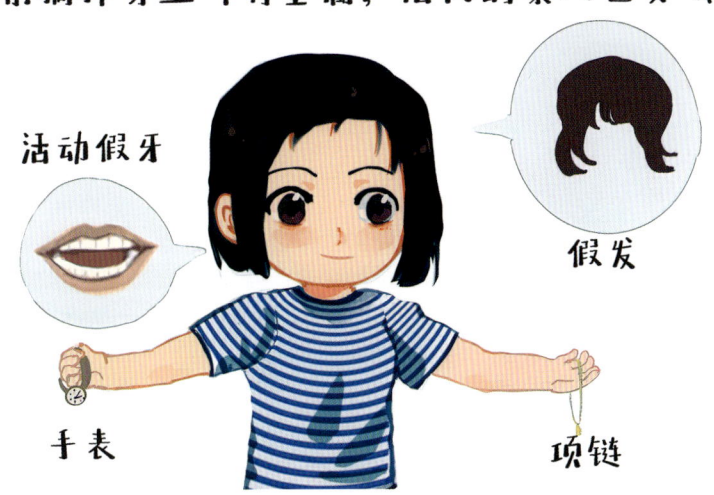

（二）适用情况

1. 磁共振可以随意做任何角度的切层，且无辐射。对颅脑、脊柱和脊髓等解剖和病变的显示，比 CT 更好。

2. 磁共振对病变组织的敏感度优于 CT，尤其对关节、肌肉等软组织，结构显示更为清晰。

3. 磁共振对脊柱、关节、肿瘤、感染性疾病、淋巴结和血管结构之间的鉴别诊断，优势明显。

（三）不足

对肺部、骨骼结构的细节表现、骨折等，磁共振成像不如 CT。

要注意的是：体内留有金属物品者、带有心脏起搏器者不宜接受磁共振，检查前要先告知医生。

五、B 超、CT、X 线、核磁共振检查，该如何选择

（一）骨骼及四肢

粗看 X 线片，细看 CT。骨骼及四肢受伤最常用的检查是 X 线，但如果诊断不明，需要进一步观察，可用 CT。除此之外，关节软组织、骨肿瘤的检查可用磁共振。

（二）脊柱

脊柱包括了颈椎、腰椎、胸椎三部分，优先 X 线检查，进一步检查推荐 CT 或磁共振。

脊柱部分的神经分布比较多，磁共振对软组织的观察更为细致。

（三）脑和脊髓

粗看 CT，细看磁共振。脑部及脊髓的检查，如脑卒中、脊柱外伤等，最常用的是 CT 和磁共振。

（四）胸部

粗看 X 线片，细看 CT。CT 扫描可以检查出肺部钙化点、结节等异常改变。

磁共振对于肺部疾病的诊断，应用非常有限。

（五）腹部、盆腔

腹部及盆腔在初步诊断时，最常用的是 B 超，其对肝脏、脾脏、胰腺、肾脏等病变检出率较高；但对肠道等空腔脏器，超声诊断准确率会降低。一般胃肠道多用胃肠镜检查。

如对发现的病变须进一步定性，明确诊断，通常需要 CT 及 MRI 检查。

（六）心脏

常规的心脏结构及功能检查，多选用心超，但不能看到心肌内部的变化或异常。

冠状动脉粥样硬化和冠心病等血管异常改变，可用 CT。

磁共振可用于确诊心肌供血或心肌病变类型，更准确地判断左心室肥厚等原因。

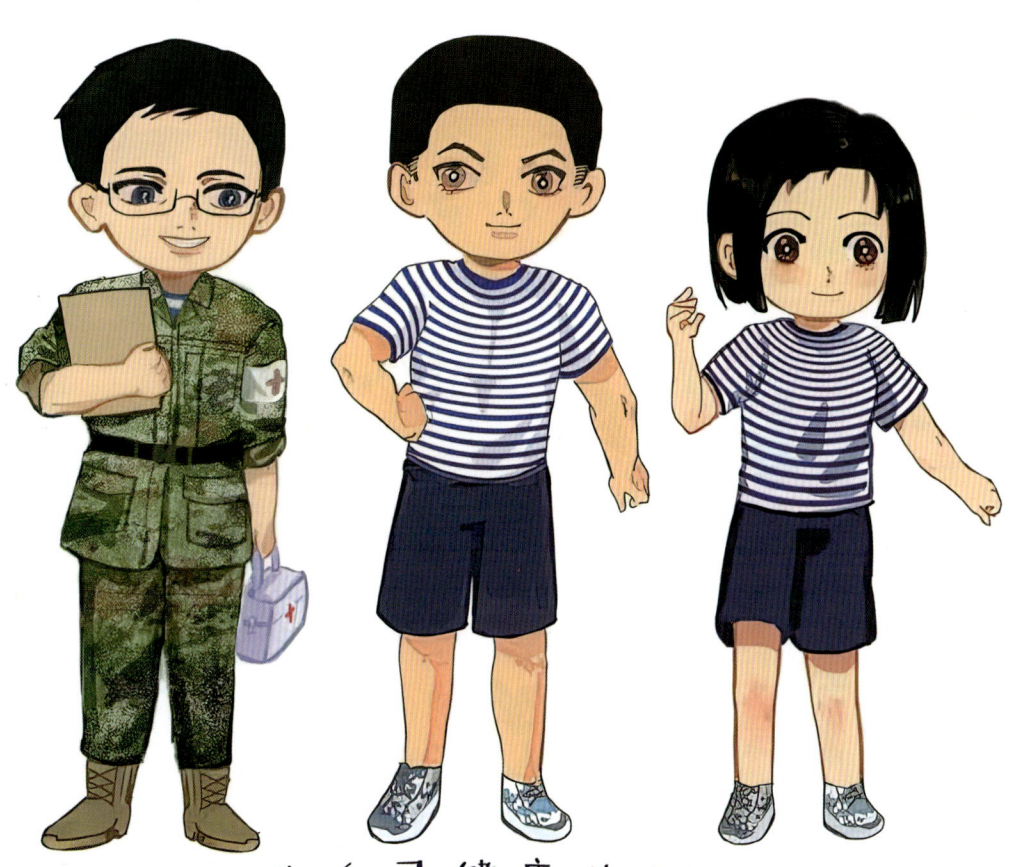